医師が実践する

薬いらずの少食療法

医学博士
吹野 治

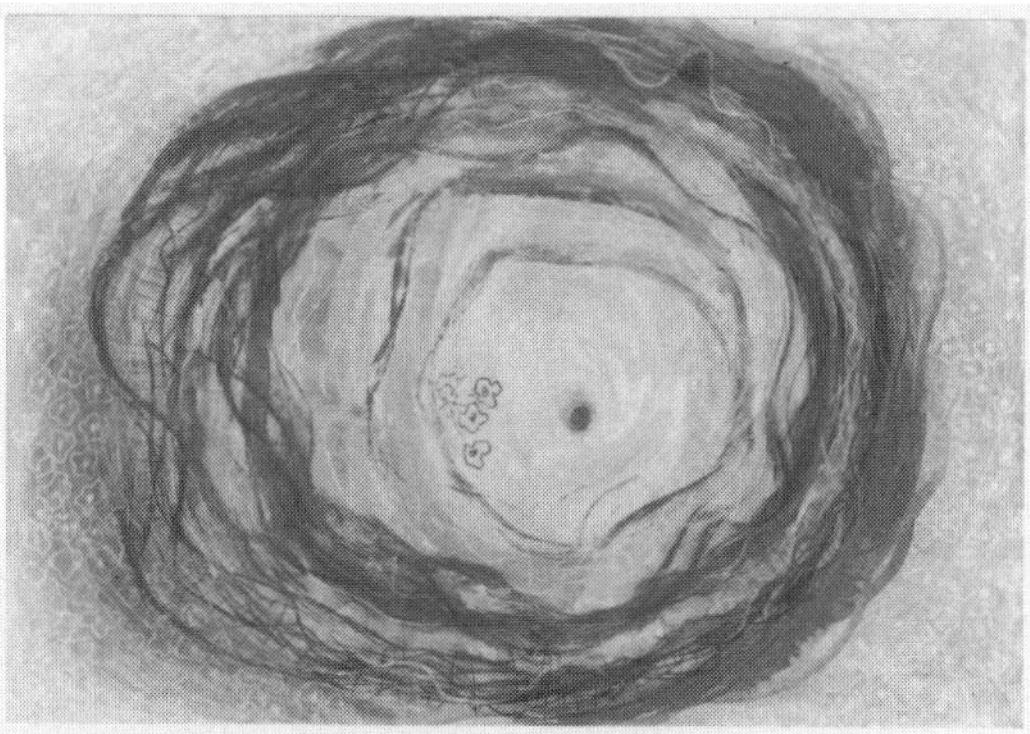

現代書林

はじめに

（1）少食療法に到るまでの道のり

◆虚弱体質の影響で医学を志す

私は現在、大阪府でクリニックを開き、少食療法を中心とした総合医学に立った治療や指導を行っています。通常の治療とは異なり、西洋医学の薬はできるだけ使いません。

ここに到るまでは長い道のりでした。この道のりは、本書の背景を理解するのに役立つと思いますのでご紹介します。

私が医師を志したのは、生まれつき体が弱く、いわゆる虚弱体質だったからです。中学、高校の頃には慢性腎炎を患い、2年間、体育の授業は見学でした。病院に通院してもあまり改善されず、西洋医学の薬では慢性疾患や体質改善にはあまり役立たないと感じました。

けれども人並みに元気になりたいと願っていました。体のことがわかれば健康づくりに役立つのではないだろうかと思い、鳥取大学の医学部に進学しました。

◆医学部在学中に断食を体験

入学した医学部ではもちろん、西洋医学を学びましたが、大学の講義とは関係ないところで断食の本に出会いました。日本綜合医学会初代理事長の中川雅嗣先生の著書『難病治療のキメ手』でした。その本を読んで断食に興味を持った私は、中川先生が主宰していた静岡県沼津市にある断食道場で1カ月間、断食を体験したのです。中川先生は、信念を持って断食に取り組んでいる、威厳のある立派な方でした。

1カ月のうち、最初の5日間は、徐々に食事の量を減らしていきます。そして、次の10日間は、摂取するのは水とお茶だけの本断食です。そして、その後は回復食の期間で、少しずつ摂取する量を増やしていきます。道場から鳥取へ帰った後も、2カ月ほど回復食を続けました。

この断食を行ったところ、もともとやせていたのが、さらにやせてふらふらしました。やせましたが、これは本物だと実感しました。というのは、蓄膿症などの病気が改善し、皮膚がきれいになり、唾液がよく出るようになり、胃腸の調子もよくなったからです。その他、悩むことも少なくなり、また一粒のごはんも有難くいただけるようになりました。

この沼津の道場では、吸い玉療法や低周波、温冷浴、自己指圧器などの物理療法も併用しており、西式健康法の療法や日光浴も勧めていました。ここでこれらの療法を体験しました。今もこれらの療法のいくつかは治療に取り入れているし、患者さんに勧めています。

それはともかく、断食の効果を確信した私は、あと2〜3回も断食をすれば完全に健康になるだろうと思い、翌年に夏休みを利用し、大阪の豊中にあった断食道場で40日間入所し、18日間の本断食を行いました。今から思えばこんなに長期間よくやったなと思う反面、少し無謀であったと反省もしています。ここでは物理療法などの併用もなく、効果も1回目ほどはありませんでした。

その他、医学部在学中に、本書でも紹介しています自然運動（自然良能誘起法）の岡山県津山市での練成会に1週間参加しました。ここで人間の本能的運動には心身の違和を癒す力があることを実感しました。

◆心身医学の世界的な学者、池見酉次郎先生のもとで学ぶ

医学部を卒業してから2年間は鳥取大学で内科研修を行い、その後、九州大学医学部の心療内科へ移り、同科教授、池見酉次郎先生のもとで心身医学について学びました。

池見先生は、心身医学において世界的な学者です。日本の心身医学の草分け的存在で、初めて心療内科を開いた方です。

当時、先生は自宅を改造して、ノイローゼなどの患者さんを預かり、面倒を見ておられました。それ

ほどまでに情熱を持って治療と研究に取り組み、心身医学の面から健康を追求されていました。

心身医学はアメリカで発達したもので、池見先生は最初、アメリカに留学して学び、帰国後に日本心身医学会を設立しました。しかし、詳しい経過は省きますが、池見先生の心身医学は東洋的な心身医学でした。心と体は一体という身体観に立ち、ヨガや気功、自彊術《じきょうじゅつ》などに興味を持ち、心身医学の療法として推薦もしておられました。

この九州大学の心療内科に約10年間在籍しましたが、その間、甲状腺などの内分泌の病気、糖尿病、過食症など心身症の患者さんたちをたくさん診てきました。このときの経験から、将来的には薬に頼らない自然療法で治療をしたいと思うようになっていました。

付け加えると、東洋的な心身医学との関連では、教育家の森信三先生の「立腰道」を知りました。その他、本書にも紹介しています「森田療法」、「自律訓練法」、「自己調整法」なども学びました。

現在、私は少食療法を柱とした生活指導を行っていますが、そこには九大心療内科で学んだ心身コントロール法も取り入れています。

◆少食療法の大家、甲田光雄先生との出会い

少食療法に関して、特に影響を受けたのが今は亡き甲田光雄先生です。甲田先生は少食療法を極めた、

その道の達人であり、大家であるといえるでしょう。

今から30年近く前、九大心療内科を退職し、鳥取市の国立療養所鳥取病院に勤務していた時のことです。神戸でヨガの指導をされていた開業医より、「えらい先生がいる。一度会いに行ったらいいですよ」と奨められ、大阪府八尾市の甲田医院へ診察を受けにうかがいました。そのとき、一度体験入院するよう、甲田先生に勧められました。

入院し、3日間はすまし汁断食（一日に2回すまし汁と、ほかに摂取するのは水と柿茶だけの断食）を行いました。先生には、「無理をしないでよろしい」といわれました。私がもともと丈夫ではない体質なので、配慮してくださったのでしょう。

その後、5日間、玄米、豆腐と青汁の一日2食の少食を行ってから退院しました。家に帰ってからしばらくして帯状疱疹が出ました。すまし汁断食や少食が私の身体にこたえたのでしょう。貧血気味にもなり、甲田先生に「もっと食べてもよいですよ」とアドバイスされました。

それはともかく、甲田先生はがんや膠原病などの難しい病気の患者さんを引き受け、断食や少食を指導されています。朝早くから入院患者さんに毎日朝礼、講話、回診をし、その後外来診療をされる姿を見て、よくここまでできるものだと感心し、頭が下がる思いがしました。

甲田先生が築かれた少食療法は、大いに勉強になりました。最初に沼津で断食を経験してから、西式健康法も勉強しましたし、朝食を抜いて一日2食の玄米菜食を実践してみたりしました。しかし、私が元来虚弱体質のせいか、朝食を少し食べたほうが身体が楽なので、現在は朝食を少しとるようにしています。そして和食を中心にしたソフトな少食を続けていますが、そのおかげでしょうか、医学部を出て医師として働くようになってから、休日や休診日以外に仕事を休んだことは一日もありません。

◆私が少食療法に取り組む理由《わけ》

私の医院は現在、内科、心療内科を中心に診療しています。疾患では、うつ病、パニック障害、適応障害などストレス病、糖尿病、高血圧などの生活習慣病、その他、アレルギー疾患などが多く、内科系疾患の幅広い診療です。

診療は、対症療法の薬物は控え目にし、現代医学に、漢方、心理療法、民間療法（西式健康法など）、生活指導（食事、運動療法など）などを取り入れた、統合医療を行うようにしています。

最近、診療をしていて特に気づくことは近年のさまざまなストレスの増大に伴い、患者さんの食事、運動、睡眠、休養など生活習慣の乱れがひどいことです。

その乱れは多くの疾病発症の要因になっていると思われます。すなわち、運動不足、働きすぎに伴う睡眠不足や休養不足、昼夜逆転の生活、長時間のネット利用などが挙げられます。

それとともに特に目につくのは、食生活の乱れで、過食、早食い、夜食ぐせのほか、冷たいもの、清涼飲料水、甘いお菓子、揚げ物、食品添加物などの飲食が多く、栄養面でのバランスが乱れていることです。その結果、宿便や腸内環境の悪化を伴う、いわゆる「食原病」が増加していると感じられます。

このような時代背景もあり、最近食物について健康に役立つサプリメント、健康食品、自然食品、各種食事法などに関心がもたれていることは好ましいことです。

けれども一方、そういう健康によいと思われる食品も食べ過ぎたり、早食いなどをし、健康に有効利用されていないことも多いようです。

ですから最近、私の医院の生活指導では、食生活指導を中心にしていますが、特に食物の「質」のほか、「量」や「食べ方」にも配慮した少食療法に取り組んでいます。

この少食療法は、自制心をつけることにもなり、心身の健康ばかりでなく最近薄れがちな道徳心の向上にも役立つものと思っています。

◆ソフトな少食療法のすすめ

話を過去に戻しますと、九州大学の心療内科を辞めた私はその後、鳥取市の国立療養所鳥取病院勤務を経て、静岡県三島市にある静岡県総合健康センターで4年間予防医学に携わりました。

ここでは臨床には無縁でしたが、県民の健康状態に関する調査研究に従事しました。本書に紹介しました、「少食はＮＫ活性を高める」という調査はこの時のものです。

そしてその後、大阪府内の病院と漢方中心の内科診療所に勤務しましたが、それが漢方、自然療法に本格的に取り組むスタートとなりました。そして２００８年に現在のクリニックを開設しました。

この間、少食療法などについて自分で勉強を続け、自然療法を希望する患者さんに対してのみ、それを指導してきました。そして、現在のクリニックを開いてからは、少食療法などの自然療法・生活改善を治療として位置づけ、本格的に指導するようになりました。

前述しましたが、甲田先生は、断食のほかに、少食を突き詰め、一日の摂取カロリーが７００ｋｃａｌからさらに５００ｋｃａｌのレベルまで減らすという、先生にとっても患者さんにとっても、とても厳しい方法を実践されていました。

その効果はすばらしいのですが、私自身、それは実践できないし、患者さんに指導もできないと思いました。

そこで私は、西式甲田療法の一般の人に対するスタンダードな食事量、つまり一日１７００ｋｃａｌを少食療法の基準としています。いわゆる腹七分～八分目にあたるでしょう。そして、身体によくない食べ物をできるだけ避け、身体によい食品を選び、食事はよく噛んで、ゆっくり食べるようにします。

食生活では、遅い時間や夜寝る前にたくさん食べる習慣は、健康を害するもとなので、やめていただきます。そして、できれば朝食を抜き、一日２食にしてもらいます。

加えて、運動療法や心身の健康を高める方法をすすめています。そこには、本書にも紹介している西式健康法のさまざまな方法や、心身コントロール法、従病主義の考えなども取り入れています。またネットのやり過ぎや薬の飲み過ぎなど有害な物をできるだけ避けるよう指導します。

以上のように総合的に対処することで、さまざまな病気の治療や予防に効果が得られています。

(2) 本書を有効に利用していただくために

◆本書の内容と特徴

本書はこの少食療法を中心に、少食療法を補助する方法、よくある病気の対処法、少食療法を実施した症例などを記述しています。

第1章から3章の「食事療法（少食療法）」では、過食の害と少食の効用、健康に役立つ食品のとり方、少食療法の進め方や注意することなどをできるだけ具体的に述べました。少食療法に関しては、故甲田光雄先生考案の西式甲田療法の考え方やメニューを多く紹介しています。

第4章から10章の「少食療法を補助する方法」では、心身の健康にとって食事が大切ですが、それとともに運動や睡眠、その他の要因などを含め総合的に取り組むことが重要です。

そのため、食事療法（少食療法）とともに、とり入れてほしい方法や特に注意してほしいと思う事柄を紹介しました。

その内容は、私が今まで経験してきたことを中心に諸先輩の学説や経験を参考にして、免疫力を高めるのに大切であると思われる方法や注意する事項を、できるだけいろいろな角度から述べています。

そして理念的なことは最小限にして、読んですぐに実行できるよう具体的、実際的に記述するとともに、図や表を多用してわかりやすくするよう努めました。この多方面から総合的に、また実際的に記述している点は、専門分野からの部分的な記載が多い類書にみられない本書の特徴であると思います。

第11章「よくある病気の概要とセルフケア」では、日常よく見かけ、しかも最近増加傾向にあり、社会的にも注目されている病気をとり上げました。

すなわち、①生活習慣病では糖尿病、高血圧、肥満症、睡眠時無呼吸症候群を、②ストレスと関係が深い病気として、うつ病、神経症（パニック症候群）、慢性疲労症候群を、③アレルギー疾患として、アトピー性皮膚炎、花粉症をとりあげました。加えて、④多くの人が苦しみ、しかもすべての病気や体調に深い関係をもっている重要な病態として、便秘、冷え症、不眠症、ストレスをとりあげました。

それらの病気ごとに概要を述べたうえ、セルフケアをするうえで重要と思われる点を多方面から簡潔に、箇条書きにしました。

第12章の症例では、少食療法を行った患者さんたちについて、代表的な症例を取り上げています。病気が発症する経過、病気改善の経過を述べ、病気になった要因や、それが改善した要因を考察しています。

その他にコラムとして関連する重要事項、キーワードなどをとりあげました。有効にご利用ください。

◆本書のご利用にあたって

本書は少食療法を中心に多岐にわたった内容になっています。したがってはじめからお読みくださってもよいし、自分が興味ある章や項目だけお読みになっても役立つと思います。自由にご利用ください。

また、すぐに少食療法をしたい人は、第3章の「少食療法の実際」を読み実行してみてください。

本書は、現在病気の方や健康づくりに関心のある一般の人向けに記述しました。けれどもそのほか、医師や医療関係者の方にも役立つものと思っています。

本書が皆さんの健康や平和な社会のために少しでもお役に立てば大変うれしく思います。

２０１６年12月

吹野　治

第3章 食事療法「少食療法の実際」

第4章 少食療法を補助する方法「運動」

第5章 少食療法を補助する方法「皮膚に刺激を与える」

第6章 少食療法を補助する方法「睡眠と休養」

CONTENTS

第12章 少食療法で病気・症状が改善した症例報告

第1章

食事療法「過食の害と少食の効用」

現代の食生活の傾向と問題点

現代の食生活にはさまざまな問題点があります。

バブル崩壊以後、景気が停滞しているとはいえ、日本が世界トップクラスの経済大国であることは変わっていません。豊かな経済力と食糧により、食べたいものを、食べたいときに、食べたい場所で、食べたいだけ食べられる――すなわち飽食の状況が拡大しています。

食生活をみると、一家団欒での食事の機会が減少し、家族がばらばらの時間に個々に食事をする「孤食」の状況が増えています。

また、忙しい現代人の食事の当然の方向性として、ファミリーレストランなどを利用する「外食」や、コンビニやスーパーなどで調理済の食品を購入して食事とするいわゆる「中食《なかしょく》」の頻度が増えてきました。その合わせ鏡のように、食材を最初から調理して家で食べる「内食《うちしょく》」の割合がどんどん減少しています。

◆食生活の乱れが病気を引き起こす

食事の内容については、特に最近は米、雑穀類、豆類、野菜、海藻、魚介類などの伝統的日本食が減少し、肉、卵、牛乳、砂糖、油を好んでとる、いわゆる高タンパク、高カロリー、高脂肪の欧米型食生活が増加してきました。

特にハンバーガー、ホットドック、フライドポテトなどのファストフードや、コーラ、ジュースなどの清涼飲料水、アルコール飲料、冷たいものの飲食、菓子などの甘いもの、菓子パン、ステーキなどの肉類、揚げ物の増加は、健康の維持・増進、病気予防の観点から注意する必要があるようです。

また、玄米などの固いものを食べることが少なくなり、加工が進んだ軟らかいものが多くなっていることも問題です。よく噛まなくてもおいしいし、食べられるので、あまり噛まなくなり、過食や早食いが多くなっています。

加工食品を多食すると、栄養バランスの悪いことに加え、食品添加物、濃い味付けによる糖分・塩分の過剰摂取などにより、病気の発生につながる心配もあります。そして、以上の傾向によって、胃腸の機能が弱り、腸内環境悪化、肝臓、腎臓などの解毒器官の機能低下、病的細胞の増加、自律神経の不調も起こります。

つまり、食生活の間違いから引き起こされた、いわゆる「食原病」の増加につながっているといえるでしょう。肥満・糖尿病などの生活習慣病、アレルギー、心身症、神経症、がん、不定愁訴などが増える一因となっています。

過食と宿便の害

過食は、内臓に負担を与えます。すなわち、胃腸に負担を与え、腹部膨満、便秘、宿便の原因となります。また、肝臓、膵臓にも負担となり、肝臓病や糖尿病にもかかりやすくなります。

さらに、活性酸素もふえ、さまざまな生活習慣病、すなわち肥満、高血圧、高脂血症、糖尿病、脳梗塞、動脈硬化などのほか、肌荒れなども引き起こします。また、精神的にも過食に対する自己嫌悪をいだきやすく、うつ状態やイライラ感など精神不安定に結びつきやすくなります。

過食がよくない大きな理由は宿便をため込むことになるからです。過食が続くと腸に宿便がたまり、いろいろな病気や不健康のもととなります。

宿便とは、いったい何でしょうか。昔からいろいろいわれてきましたが、甲田光雄先生によると「胃腸の処理能力を超えて、負担をかけつづけた場合に、腸管内に渋滞する排出内容物を総称して宿便という」とのことです。

胃腸の処理能力は、次のように、さまざまな要因によって落ちます。

・心配事があるとき。
・運動不足。
・水分摂取量が極端に少ない。
・食物繊維の摂取が少ない。
・腹巻などでお腹を包み過ぎたとき。
・減塩のし過ぎ。
・粉食ばかり食べる。

◆宿便がたまるメカニズム

胃腸の処理能力をこえて食べると、次のようになります。

・過食、飽食すると腸管が長く伸びて、垂れ下がる。
・周囲の組織や腸管同士が癒着し、腸管が変形し、腸管の内腔が狭くなり、腸管内容物の通過が妨げられて、宿便がたまりやすくなる。
・変形して横に膨らんだ腸に過剰の食物を収容すると、腸管の内腔が拡大したり、腸壁が薄くなったりする。
・腸管の動きが悪くなる（このような状態を甲田先生は「腸マヒ」と呼んでいる）。

・横に膨らんだ部位へ収まった宿便は、腸内細菌によって腐敗発酵し、有害毒素が生じる。
・その有害毒素が「腸マヒ」のため、体外に排出されず体内に吸収される。そして、毒素が血液中に入り全身をめぐる結果、不健康となり、疲れ、頭重、肩コリ、手足が冷たくなる、肌荒れなどさまざまな症状が現れる。

「腸マヒ」や「腸管の変形」への対策としては、やはり、ある程度の期間、断食をくり返したり、少食（腹七分）や半日断食を続けたりする必要があります。一日だけ断食するなど、単なる一時的デトックスでは、腸の変形、拡大などは解消しにくいのです。

腸内環境の改善、宿便排出などによって、アレルギー、アトピー、その他、高血圧、糖尿病などの生活習慣病が改善します。少食を長期間続けると、難病も改善します。

コラム　活性酸素

健康を害する要因のひとつに活性酸素があります。活性酸素とは、どういうものなのでしょうか。活性酸素は通常の酸素に比べて電子を多く持っており、マイナスの電荷を帯びているので非常に酸化力の強くなった酸素です。

体にとって必要なものです。けれども、増え過ぎると細胞を傷つけ、老化や生活習慣病、がんをはじめ、さまざまな病気の原因になります。一方で活性酸素には細菌を消去、除去する作用もあり、私たちの身体にとって「両刃の剣」といえます。

エネルギーに関して、私たちの細胞（ミトコンドリア）では酸素を使ってエネルギーがつくられますが、その際、酸素の２～３％が活性酸素に変わるといわれています。

この他、体内で活性酸素を増加させる要因に、タバコ、食物（脂肪など）、発がん物質、薬剤、食品添加物、紫外線、放射線、ストレス、暴飲・暴食などがあります。

活性酸素が発生すると、体内の抗酸化酵素が働き、身体を酸化から守ります。その抗酸化力を高めるには、バランスがとれた生活が大切です。食事も栄養バランスが大事ですし、緑黄色野菜（ビタミンA、ビタミンE、ビタミンC）などの抗酸化食品を十分にとることも必要です。

また、先に暴飲・暴食や脂質は活性酸素を増やす原因となると述べました。少食にして、脂肪をとり過ぎないようにすることが大事です。

がんや老化を防ぐには、過剰な活性酸素の発生を防ぎ、それを除去するスカベンジャー（抗酸化物質）をとるようにすることが重要となります。

少食の効用

健康にとって、食物の質と同時に量も重要です。人間、食べないと死ぬこととなりますが、食べ過ぎが続くと不健康、病気となります。すなわち、過食しない程度の適量（少食）をとることが大切なのです。

少食の効用については、次のことがいえるでしょう。

まず、少食は「健康・長寿の秘訣」であることが挙げられます。

次に、適度な少食は、世界の食糧不足の克服から、環境汚染の解決のためにも役立ちます。さらには、少食は節約、自己抑制にも通じ、子どもの道徳教育や世界平和のためにも有用と思われます。

　この他の効用としては、少食であれば本来の食べ物の味がわかり、大変おいしくいただけるようになるでしょう。自然の動物も必要以上の食べ物をとりません。そういったことからも、適度な少食は人間にとって本能であり、快楽であるともいえるでしょう。

コラム　少食の効能

　甲田先生が監修した小冊子『ほんとうの健康法（少食健康法）』（少食健康生活サポートセンター・さくら刊）に、「少食の効能」と題して次の８つの事柄が挙げられています。

1、少食は、健康と長寿を約束する。
1、少食で、疲れず、よく働ける。
1、少食で、頭脳が明晰となる。
1、少食で、自然治癒力が高まる。
1、少食で、便通がよく、宿便が排泄される。
1、少食で、家庭経済も楽になる。
1、少食で、短い時間で、ぐっすり眠る。
1、少食は、美容法である（美人は少食）。

コラム　人の運命は「食生活」で決まる

　江戸時代の観相の権威者、水野南北は、人の運命を次のように述べています。


　人間の生命の根本は食である。たとえどのような良薬を用いていても、食べなければ生命を保つことはできない。故に人間の真の良薬は食である。

　私はこの数年間、観相を業としてきたが、食の大切さを知らずにいた。そして、貧窮短命の相があっても、裕福で長命の者がある。また富貴で延命の相でも、実際には貧窮短命の者があり、観相学ではその人の運命の吉凶を言いあてることはできなかった。そしてこのごろようやく人の運命の吉凶は、食を慎むか慎まないかという一点に在ることを悟るようになった。

そうして、人を観相する場合、まず食の多少を聞き、それによってその人の生涯の吉凶を占えば、万に一つもはずれないことに自信を深め、これを私の観相法の奥義・極意とした。

この数年間、私の会得した飲食の節制法を多くの人に教えて、それを実践した人の例を見ると1年先に大難の相があっても、厳重に（筆者註：少食を）実践した人はかならずその難を免れている。それどころか、かえってそのころに思いがけない吉事が来る人が多い。あるいは生涯貧窮の相がある人でも、相応に裕福となって、現在は人に知られるほどの者になった者も多い。また数年来病身できわめて、短命の相が出ていた者も今は心身ともにすこやかである。およそ、このような実例は枚挙にいとまがないほどである。

「人の運命は食生活」で決まる――この箴言をしっかり受け止め、少食主義を実践したいものです。

少食は免疫力（NK活性）を高める――静岡県での疫学調査

1998年に私が静岡県で取り組んだ研究を紹介しましょう。

研究の対象となったのは、静岡県内の山間部のA町と海岸部のB町の健康診査受診者たち（30～

図１　食事摂取量とＮＫ細胞活性の関係

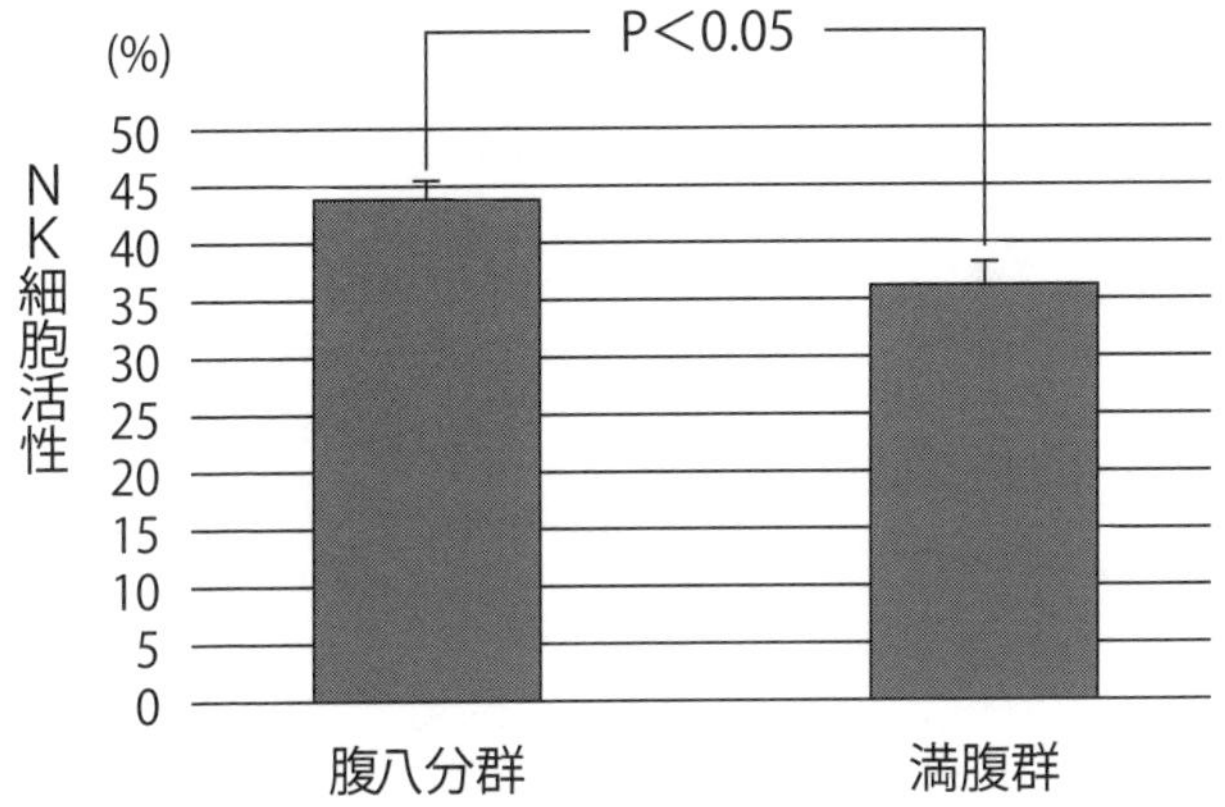

80歳の男女）です。この人たちの生活習慣と健診データ、免疫機能（ＮＫ細胞活性）などとの関連性を調査しました。

免疫機能検査は、月経、年齢、性別の影響を外すため、59～70歳の女性に限定し、Ａ町の１０６人、Ｂ町の99人に行いました。

その結果は、生活習慣と免疫機能との関連では、睡眠時間、飲酒、運動習慣、栄養バランス、緑茶飲用など7項目では有意な関連性を見出せませんでした。

ところが食事量と免疫機能の関連では、ＮＫ細胞活性は、食事をいつもお腹いっぱい食べる人が36・１＋－９・７％（平均値＋－標準偏差）であるのに対し、腹八分に食べる人は43・９＋－15・６％であり、腹八分群が満腹群に比較し有意に高かったのです（図１）。

このことは、健康にとって腹八分目の食事量の重要性を裏付けていると思われます。

栄養制限で寿命が延び、免疫力が高まる――動物実験

栄養制限と寿命、免疫機能の関係を調べる研究はこれまで、外国でもなされてきました。

栄養不良でない程度の栄養制限を行うと、寿命が延び、免疫力も高まるという報告が多くみられます。

わが国では、1992年に九州大学心療内科の久保千春先生が自己免疫疾患発症マウスを用いて行った研究があります。

その結果の概要のみ紹介しましょう。

栄養不良でない程度の栄養制限をすることによって、通常の免疫機能は保持され、一方、自己抗原の産生は抑制され、寿命は2倍以上延長しました。

栄養制限の何が免疫機能や寿命にもっとも影響するかについては、脂肪摂取量、タンパク摂取量より、総カロリー摂取量がもっとも病気の進行や免疫機能に影響を与えることが明らかになりました。

そして、どの程度カロリーを制限するともっとも高い効果が得られるかに関しては、最大効果は自由摂取群の60％前後で認められました。このことから、「腹六分目の効果が実験的にも示された」との見解を示しています。

久保先生は栄養と免疫の関係について、自分の研究結果とこれまでの報告を検討した結果を次のようにまとめています。

・**栄養不良**
リンパ節の萎縮、細胞性免疫の低下、補体価の低下、食細胞の食作用機能の低下、インターフェロンリゾチームの低下。体液性免疫は正常かむしろ高値。感染による二次的変化が起きる。

・**栄養過剰**
生活習慣病（糖尿病、高血圧等）の罹患率が高い。免疫については、マクロファージ、好中球の貪食能の低下、リンパ球機能抑制がみられる。

・**低栄養**
通常飼育の場合の摂取熱量の50～70％に制限する食事によって、がん、自己免疫疾患、糖尿病の発症率低下、細胞性免疫の亢進がみられる。

一日1700kcalの食事で生活習慣病やアレルギー、うつ病などが改善—臨床例

甲田医院の故甲田光雄院長は、少食療法を治療として指導し、難病やアレルギーをはじめさまざまな病気に成果を上げられました。

甲田医院では、腹七分目の少食を3年以上実行した３００人にアンケート調査を行いました。その結果を紹介します。

・アレルギー疾患（花粉症、アトピー性皮膚炎、気管支ぜんそくなど）が激減し、花粉症は85％の人がよくなった。

・慢性関節リウマチ、全身性エリテマトージス、多発性筋炎などの難病の自己免疫疾患は、腹七分目の少食療法と西式健康法の実践により

顕著に改善。
・白髪が黒髪になる、いったん止まった月経が再開する、皮膚がつやつやになるなど、若返り効果が見られた人も少なくなかった。
・生菜食の少食によって、冷え性、糖尿病のほか、悪性脱毛症、帯状疱疹後遺症の神経痛、尋常性白斑（白ナマズ）、進行性筋ジストロフィー症などの難病も徐々に改善していった。
・玄米クリームの少食は、胃腸の疾患、すなわち潰瘍性大腸炎、クローン病、過敏性腸症候群、胃・十二指腸潰瘍、胃下垂症・胃弱、逆流性食道炎、口内炎などによいと報告。

私のクリニックでも数年前より、一部の患者さんに対して、一日１７００ｋｃａｌ程度の少食を運動療法とともに勧めています。

それを実践した患者さんたちの大部分は、生活習慣病やアトピー性皮膚炎などのアレルギー疾患、うつ病、心身症などの病状が軽快し、薬が不要になったり減薬できたりしています。特に肥満気味の人には顕著でした。

西式甲田療法の腹七分目の少食の効果について紹介しました。体格に個人差はあるし、年齢によっても異なりますが、腹七分目に相当する摂取量が１７００ｋｃａｌ程度なのです。

第2章

食事療法
「健康・長寿をつくる少食療法」

正しい食生活は健康の原点

私たちが考えたり話したり、仕事をしたりたりすることができるのは、体内の細胞によってつくられるエネルギーによります。食べたものは消化吸収され、血となり肉となり、ホルモンや体内酵素をつくり、最終的にはエネルギーとなり、それによって私たちは生きていけます。

そして、食事の善し悪しが腸内環境の善し悪しを決め、血液の善し悪し、細胞の善し悪しを決め、私たちの健康か不健康・病気かを決めることになります。

すなわち、私たちが健康に長生きするか、あるいは病気になるか、それを決める土台は食生活なのです。

健康のための食生活の基本

健康に生きるための食生活の基本条件には次のようなものがあります。

（1）栄養のバランスをとる

タンパク質、糖質、脂質、ビタミン、ミネラル、食物繊維、水分などの適正な補給を。

（2）なるべく自然に近い食品をとる

①まず無毒食を……素材はなるべく農薬や添加物が使われていないものを選ぶ。

②全体食……まるごと食べることは命全体をいただくこと。自然と栄養のバランスがとれる。種子、生野菜、海藻、小魚など。

③生食《せいしょく》……生きたものを食べること。ビタミン、ミネラルが十分とれ、酵素がつくられる。

④身土不二《しんどふじ》……その土地、その季節のものをいただくこと。自然と体調が整う。地産地消として、社会的な意義もある。

（3）腹八分目にとどめること

食べ過ぎは宿便をつくり病気になりやすい。適正な摂取エネルギー量をとること。

（4）最終的な栄養学は人間一人ひとりの「栄養の知恵」（本能）にたよる

人間の生理は、それ自体刻々と変化します。同様に人間の環境も変化してやみません。

その変化にしたがって栄養のとり方も変わるのが本当です。そして、その変化に適応していくのは自分自身です。動物は適食を選ぶことができる本能を持っていますが、人間も同様です。けれども、一般的に本能は悪い習慣によって鈍くなりやすい傾向にありますが、適食を選ぶことができるように断食や少食を行い、本能が鈍らないようにしておくことが大切です。

望ましい食事の内容

望ましい食事の内容は、もちろん年齢、性別、体質やその時の体調などにより人それぞれ違います。

また、健康のための食生活はいろいろな考えのもとにさまざまなものが提案されています。

ここでは、大部分の日本人にあてはまると思われる「健康のための食生活（日本綜合医学会推奨）」を中心に紹介します。この食生活は生活習慣病やアレルギー疾患など慢性疾患の回復に有効ですし、健康増進にも役立ちます。

主食と副食、副食における各食品も、摂取量の比率を決めています。すなわち、おおよそ次のような割合でとります。

・主食と副食の比率……5対5

・副食における比率

動物性タンパクを含む食品……1

植物性タンパクを含む食品……1

野菜・海藻類……………3

すなわち、副食は重量比でおよそ1対1対3の割合にします。

ただし成長期の子どもの場合は、1・5対1・5対2として、たんぱく質の割合を多くします。

主食や副食でどういったものを選べばいいのかをまとめておきます。

・主食─精白していない穀類……玄米、分づき米（三分づき、五分づき、七分づき）、胚芽米、雑穀米、麦類、玄麺、そば、未精白パンなど。

・副食①─動物性タンパク質をおもに含む食品……魚介類（白身魚、小魚、イワシ、サバ、その他の魚類、イカ、エビ、カニ、貝類）、有精卵、レバー、肉類など。

・副食②─植物性タンパク質をおもに含む食品……豆腐、納豆、その他の豆類、木の実など。

・副食③─野菜・海藻類……緑黄野菜（葉菜類、根菜類）、白色野菜、いも類、昆布、ワカメ、ヒジキ、のりなど。

・調味料……自然塩、黒砂糖、純粋蜂蜜、天然醸造味噌、しょう油、酢、植物性油など。

・飲み物……水、健康茶（柿茶、ハブ茶、番茶など）、緑茶、自家製ジュースなど。

・嗜好品……季節の果物を少量。

・病気のとき、なるべく避ける食品……白米、白パン、漂白麺類、肉類（牛、豚）、養殖魚、ハム、ソーセージ、練製品（かまぼこ、ちくわなどで食品添加物を使用しているもの）、**天ぷら、フライ、ラード、ヘット**（牛脂）、**白砂糖、化学調味料、添加物入りインスタント食品**、コーヒー、紅茶、ココア、**ジュース、コーラ類、アイスクリーム、菓子類**。

こうした制限食品は、健康な人もこれらを多食すると病気になりやすいので、控えめにとることが大切です。これらのうち、太字で表記している清涼飲料水、菓子類、化学調味料、油ものには特に注意してください。

食生活の留意点

食生活で留意することは、次に挙げるようにたくさんあります。太字は特に気をつけましょう。

・**食事はよく噛み**（一口30回程度）、ゆっくりと感謝の気持ちでいただくこと。
・食べる順序は、分子の大きい、吸収の遅い繊維の多いものから食べる。汁ものを少しとって消化液を出し、野菜をとり、次にほかのおかず、ご飯の順がよい。よく噛むことで、少量でも満腹感が得られる。
・食欲に応じて食べることが大切。食欲がなければ、1～2食抜く。
・**夜食を控え、なるべく空腹気味で就寝する。**
・間食はできるだけ控える。もし食べるなら、せんべい（揚げてないもの）、豆類、おにぎり、ドライフルーツ、果物などにし、洋菓子、スナック菓子などは控える。
・果物の過食は糖分過剰となるので注意。一日にミカン1個、リンゴ1個程度に。

・甘味は白砂糖の代わりに、できるだけ黒砂糖かハチミツを使用。
・アルコールを飲むなら、一日にビールなら中瓶1本、日本酒なら1合以内が望ましい。
・アルコールを飲むときは、その分、主食は少なめに。
・**水分は一般に生水か健康茶を一日1〜2ℓ程度摂取する（食前30分、食後2〜3時間くらいは飲水を控える）**。ただし、陰虚症、腎臓障害などでは水分制限を要する場合がある。
・冷たい飲食物は控える（特にやせ形で冷えやすい人）。冷たい飲食物のとり過ぎは腸管免疫力が低下する。
・主食が白米の場合は小麦胚芽などをとるとよい。そして、副食は少し多めに。
・ご飯にはごま塩などをのせて摂取するとよい。
・サプリメント（ビタミンC、ビール酵母、スピルリナ、クロレラ、小麦胚芽など）を適宜利用してもよい。
・個々の病状に応じて、動物性タンパク質、アルコール、水分などを、この項で前に記した基準以下に制限したほうがよい場合もある。
・重篤な病気でなければ、ストレス解消のために、時には好きなものを好きなだけ食べるのもよい。
・健康になってきたら、味覚機能も正常となり、自分に適した食物と量を体が要求するようになる。その場合には、好きなものだけを食べて元気に生活できる。

図２ 標準体重と肥満度の求め方

標準体重と肥満度の求め方

標準体重＝(身長m)^2×22
体格指数(BMI)＝体重kg÷(身長m)^2

一日の適正な摂取カロリーの求め方

摂取カロリー＝標準体重×(25〜30)
……軽い生活活動強度の人
(事務職、軽作業、主婦など)

摂取カロリー＝標準体重×(30〜35)
……中程度の生活活動強度の人
(製造業、立位作業、幼児のいる主婦など)

摂取カロリー＝標準体重×(35〜40)
……重い生活活動強度の人
(農作業、漁業、建設業など)

望ましい摂取カロリー

望ましい摂取カロリーは、年齢、体重、体質、労働量などにより大きく異なってきます（図２）。また、あまり摂取カロリーを計算しない方がよい場合もあるし、本来その方が望ましいとも思われます。

けれども、減量、治病、美容などを目的にした場合、ある程度摂取カロリーを計算し、目安にするのはよいことです。参考になるのが糖尿病患者指導の時に使用される摂取エネルギー量で、糖尿病の人以外にも多くの人の治病、健康保持に役立つと思われます。

肥満気味の人は、一般にこの標準より低いカロリーにしてください。

図3 おもな食品100g当たりのエネルギー量

		可食部100g当たりのkcal	【参考】80kcalに相当するおよその量	目安
穀類、いも類	ご飯	168kcal	50 g	1杯150 gで250kcal、玄米ご飯も同じ
	食パン	264kcal	30 g	6枚きりの1枚は160kcal、ライ麦パンも同じ
	うどん（ゆで）	105kcal	80 g	1玉240 g
	そば（ゆで）	132kcal	60 g	
	じゃがいも（むし）	84kcal	100 g	
	さつまいも（むし）	134kcal	60 g	
	西洋カボチャ（ゆで）	93kcal	90 g	
果実類	みかん	46kcal	170 g	中1個が100g
	リンゴ(皮むき)	57kcal	140 g	中1個が300g
	バナナ	86kcal	90 g	中1本が100g
蛋白質食品	アジ（生）	126kcal	60 g	
	カレイ（生）	95kcal	80 g	
	サバ、（生）	247kcal	30 g	
	サンマ（生）	297kcal	30 g	
	ウナギ（生）	255kcal	30 g	かばやきも同じ
	卵	151kcal	50 g	卵1個が50g
	牛肉(もも)（生）	259kcal	30 g	
	豚肉(もも)（生）	148kcal	50 g	
	レバー(牛)（生）	132kcal	60 g	
	豆腐（もめん）	72kcal	100 g	
	納豆	200kcal	40 g	
乳製品	牛乳（普通）	67kcal	120ml	
	無糖ヨーグルト(全脂)	62kcal	130 g	
脂質類	ごま（乾燥）	578kcal	15 g	大さじ2杯が80kcal
野菜類	野菜（キャベツ）	23kcal	350 g	
調味料	はちみつ	294kcal	25 g	
	砂糖	384kcal	20 g	黒砂糖もほぼ同じ
アルコール	焼酎(25度)	146kcal	55ml	
	ワイン	73kcal	100ml	ワイングラス1杯が60ml
	日本酒	109kcal	75ml	1合は180ml
	ビール	40kcal	200ml	普通サイズ缶350ml

出典：「日本食品標準成分表」（文部科学省）を参考に作成

なお、私の医院が行っている少食療法の標準的カロリーは、軽い生活活動強度の人はおおよそ標準体重×25、中等度生活活動強度の人は標準体重×30くらいにしています。

図3は、おもな食品の可食部100g当たりのkcalを記載したものです。同時に参考事項として、80kcal（糖尿病食事療法の時、1単位として使われる）に相当するおよそのg数も記しました。カロリー計算などの目安に利用して下さい。

望ましい食事回数

食事回数も年齢、体重、体質、労働量などの違いがあり、一概に決めにくいですが、2〜3回が一般的です。その人の健康状態やライフスタイルによって決めればよいと思われます。

私の医院では、肥満気味の人、生活習慣病、アレルギー疾患などの多くの人に、朝食抜き、あるいは朝食をごく軽く摂取する食事法をすすめ良好な結果を得ています。

成長期の子どもなどは、一日3回規則正しく食べることが良いでしょう。

咀嚼の効用

よく噛んで食べることには、さまざまな効用があると考えられています。

次に、よく噛むことの効用を整理しました。健康のためには、しっかりと噛んで食べましょう。

①食べ物の消化・吸収をよくする。
②アゴや歯を丈夫にし、胃腸を健全にする。
③顔の筋肉が発達し美貌になる（病人や無表

情な人はあまり噛んでいない)。
④脳の血流を促進し、認知症の予防に役立つ。記憶力や思考力などを高める。
⑤過食が抑えられて肥満や生活習慣病の予防に役立つ。
⑥唾液のSOD様酵素が有害物質の害を抑える(がんや老化を防ぐ)。
⑦唾液(若返りのホルモン・パロチン)の分泌が増え、老化の予防に役立つ。
さらに最近、次の効用がわかりました。
⑧脳波の「α波」が増加し、ストレス軽減、緊張をやわらげる働きもある。

食材選びの目安――まごわやさしいこ

日常的に摂取するのに適した食品を的確に把握しておくために、「まごわやさしいこ」を覚えておくとよいでしょう。これは、身体によく、摂取することが望ましい食品の名前のそれぞれの頭文字をとったものです。

ま(まめ)……豆類、豆腐、納豆類
ご(ごま)……種実類(くるみなど)
わ(わかめ)……海藻類(ひじき、昆布など)
や(やさい)……緑黄色野菜、淡色野菜、根菜生野菜など
さ(さかな)……魚介類
し(しいたけ)……きのこ類
い(いも)……いも類
こ(酵素)……発酵食品(味噌、漬物など)

(日本綜合医学会発行『食と健康の自然法則』より)

空腹時の自己暗示法

少食を実践することができている人でも、おなかがすいたときなどに、白いごはんや好物を腹一杯食べてみたいという気持ちがふと脳裏をよぎることがあるものです。こういう誘惑はつきものですが、どうすれば誘惑に負けずにすむでしょうか。『少食健康法』（杉尾敏明著・創元社）に「空腹時の自己暗示法」というタイトルで甲田先生の次の言葉が紹介されています。

・この空腹で健康になる。
・この空腹で長生きができる。
・この空腹で頭がよくなる。
・この空腹で美しくなる。
・この空腹で運命が開かれる。

少食の習慣を破りそうになったときは、とにかく無心にこれらの言葉を唱えましょう。

コラム　空腹になると分泌されるモチリン

なぜ、空腹が健康によいのでしょうか。その理由はいろいろありますが、そのひとつにモチリンの分泌が活発になることが挙げられます。

モチリンは、消化管ホルモンのひとつです。

ふつう消化管ホルモンは食後に分泌されますが、モチリンは空腹が長く続くことによって分泌され始めます。通常、食事をしてから8時間程度たつと、モチリンが分泌され始めます。

しかし、その間に間食をしたりすると、モチリンの分泌は遅くなります。また、たくさん食べると、モチリンが分泌されるまでの時間が長くかかります。

このモチリンは、いわば胃腸の掃除屋さんです。胃腸の蠕動運動を活発にし、胃腸の壁に付着している食べ物のカスや内容物を下へ下へと送ります。そして、排便を促します。

西式甲田療法では朝食抜きの一日2食（半日断食）を奨めていますが、朝食を抜く大きな理由は、便が十分に排泄されないうちに食べると、モチリンの分泌が抑えられるからです。便が十分に出きらず、それが宿便となって腸にたまります。

白砂糖の害

白砂糖はとりすぎると、心身にさまざまな害がもたらされます。『マンガでわかる「西式甲田療法」』（甲田光雄・赤池キョウコ共著・マキノ出版）では、次のような害があると挙げられています。

・血糖値が上がる。
・免疫力が落ちる。
・皮膚に細菌が繁殖しやすくなる。
・吹き出物ができやすくなる。
・体内のカルシウムを奪う（カルシウム不足により、イライラしたり、落ち着きや集中力がなくなる）。
・体内のビタミン、ミネラル類を奪う。
・その他、肝障害、胃腸病、動脈硬化、心筋梗塞、虫歯などになりやすい。

砂糖の許容量は、年齢が若いほどは少なく決められていますが、その理由は小さいときほど悪い影響が及ぶからです（図4）。

8歳で20kgの子どもは、一日に6gを超えないこと。ちなみに、大型の角砂糖1個の重量は約6gです。

なお、白砂糖の代わりの黒砂糖は、白砂糖の３倍まで許されるといわれています。

糖分の過剰摂取は精神異常を起こす

糖分（清涼飲料水や果物）の過剰は肥満や糖尿病など生活習慣病だけでなく精神異常（うつ症状や情緒不安定）を起こします。

図４ 砂糖の許容量

年齢	一日の許容量（体重1kgあたり）	体重あたり
生後６カ月	0.1ｇ	5kg として 0.5ｇ
6カ月〜1年	0.2ｇ	10kg として 2ｇ
１〜10歳	0.3ｇ	20kg として 6ｇ
11〜20歳	0.4ｇ	40kg として 16ｇ
21歳以上	0.5ｇ	50kg として 25ｇ

出典：『西医学健康原理実践宝典』

砂糖に含まれるブドウ糖は確かに脳のエネルギー源ですが、糖分は身体への吸収が早いため高血糖や低血糖の原因になります。糖分はデンプンすなわちご飯やいも類から取るべきなのです。「学校からコーラ追放」と報道されるほど、アメリカは国をあげて「糖分を減らそう！」と訴えています。

最近、砂糖の消費量は下がっていますが、２倍吸収の早いブドウ糖果糖液糖が急増しています。糖分・甘い物には十分気をつけましょう。

なお、糖分の摂取については、第11章のストレスのところでも取り上げています。

冷たいもののとり過ぎは免疫力を落とす

現代は、冬の寒い時期でも冷たいビールやソフトドリンクを飲むのが広まり、普及してきました。

暖房が整って、温かい環境で過ごすようになったため、冷たいものを飲むのは不思議なことではないかもしれません。しかし、冬に限らず、冷たいものをたくさん飲む習慣は、身体にとってよいこととはいえません。

中国の人は、冷たいものをとらない習慣があります。冷たいものをよく摂取するのは、日本人と米国人ぐらいであるといわれています。

冷たいものは、次のような影響を体に与えます。

・胃腸や内臓を冷やし、消化酵素の働きも落ち、消化吸収能力が低下し、下痢しやすくなる。
・細菌などから身体を守るリンパ球の働きが落ち、免疫力の低下が起こり、感染に弱くなる。
・疲れやすくなり、集中力が低下し、肩コリ、腰痛などさまざまな体調不良を引き起こす。

また、原因不明の難病の一因になっている可能性が考えられる。

油物を多くとることが心臓病やがん急増の一因

適当な油の摂取は美容や健康にとって重要です。特に不飽和脂肪酸のオメガ3、9など良質な油は適度に摂取したいものです。

一方、油脂（動物性脂肪や植物油）の過剰摂取は肥満や動脈硬化の原因になります。また酸化した油（過酸化脂質）は活性酸素を増やし、細胞や血管を傷つけ、老化を促進すると言われています。

油脂を消化するために分泌される胆汁の中の胆汁酸は腸で発がん物質に変わります。油脂（油料理や肉類）をとればとるほど、乳がんや大腸がんが増えるということです。

またマーガリンやショートニングにはトランス脂肪酸が多く含まれ、ＬＤＬコレステロール（悪玉コレステロール）を増加させ、心臓疾患のリスクを高めるといわれています。ポテトチップスなどのスナック菓子には、アクリルアミドという発がん物質も含まれています。

揚げ物の摂取が急増したことが、日本人に心臓病やがんが急増（肺がん・乳がん・大腸がんなど）している一因と思われます。

肉・卵・牛乳の過剰摂取は動脈硬化やアレルギーを引き起こす

肉や卵、牛乳などを多くとるようになったことも、日本人の食生活の変化のひとつです。これら動物性食品は、とり過ぎると害をもたらします。

肉や卵の過食は血液を濃厚にし、動物性脂質は動脈硬化を促進させます。また、動物性食品は腸内で有害物質を発生させて腸壁に傷をつけ、そこから未消化物が吸収されて血液に入り、アレルゲンとなってアレルギーを引き起こします。

動物性食品のとり過ぎには注意しましょう。

炭水化物・穀類（未精製）が主食に適している

私たちが生きていくためにはエネルギー源が必要で、そのエネルギー源になるのが三大栄養素です。

これらのうち、たんぱく質や脂肪は燃焼後に有害物質を発生し、血液を汚しますが、デンプン（炭水化物）は血液を汚しません。燃焼後はＣＯふたつとＨ２Ｏになります。最も血液を汚さないクリーンなエネルギー源が炭水化物・穀類です。

炭水化物から食物繊維を除いたものが糖質です。精白した穀類（白米や白パン）はビタミンやミネラル・食物繊維がそぎ落とされて糖質に偏るため、血液を酸性に傾けます。体内で不完全燃焼し、ピルビン酸や乳酸（疲労物質）ができやすくなります。

ビタミン・ミネラル・食物繊維が豊富な未精白穀類（玄米や雑穀米）が主食として適しています。

白パンや菓子パンには要注意！

白パンや菓子パンには意外と糖質が多く、消化・吸収が早いため、肥満や高脂血症になりやすいリスクがあります。

また、不自然な脂肪（マーガリンやショートニング）も多く、このことからもよくありません。

さらに、パンは歯に付きやすく、砂糖とのダブル攻撃で虫歯を作りやすいことも欠点です。

第3章

食事療法「少食療法の実際」

menu

少食療法メニュー

この章では、少食療法のメニューを紹介します。基本的なこととして、私が奨めている少食療法には、一日に2食と一日3食のふたつの方法があります。

一日2食の場合、前日の夕食から翌日の昼食までの間、何も食べないのが原則です。この間、何も口にせず、断食（絶食）状態を保つことから、半日断食と呼んでいます。

一日2食のメニューは、A、B、Cの3種類を紹介しています。また、一日3食のメニューも、A、B、Cの3種類を載せています。献立づくりの参考にしてください。

なお、食べ方などは、第2章の「食生活の留意点」をご参照ください。

◆一日2食（半日断食）メニュー（A）

朝食

・野菜ジュース（180ml）。

＊野菜ジュースは飲まないで、水とお茶だけでもよい。

昼食

・ご飯（未精白米）……1～2杯（150～250g程度）。

・おかず……2～3皿程度。

・大豆製品（豆腐・納豆・黒豆など）、白身の魚・卵・干かれい・しじみ・あさり、牡蠣《かき》・昆布・わかめ・ひじき・れんこん・野菜類などから2～3皿。

夕食（昼食と同じ）

（一日の総カロリーを1400～1800kcal位にする）

◆一日2食（半日断食）メニュー（B）

朝食

・野菜ジュース（１８０ml）。

＊野菜ジュースは飲まないで、水とお茶だけでもよい。

昼食

・ご飯（未精白米）……1杯（１５０g）。ごま塩少々。

・おかず……豆腐半丁（２００g）、絹ごしごま10g、昆布粉、塩（自然塩）少々／白身魚（１００g）あるいは、ゆで卵1個／煮物（青菜、人参、シイタケ、昆布など）１皿。

夕食（昼食と同じ）

（一日の総カロリーを１４００～１８００kcal位にする）

◆一日2食（半日断食）メニュー（C）

朝食

・野菜ジュース（１８０ml）。

＊野菜ジュースは飲まないで、水とお茶だけでもよい。

昼食

・ご飯（未精白米）……2杯（２５０g）。ごま塩少々。

・おかず……納豆1包（80g）／野菜キンピラ（ニンジン、ごぼう、レンコンなど）１皿／味噌汁（カボチャ、ワカメなど）１椀。

夕食（昼食と同じ）

（一日の総カロリーを１６００～１８００kcal位にする）

◆一日3食メニュー（A）

朝食
・ご飯（未精白米）……1杯（150g）。
・おかず……1～2皿／味噌汁1椀。

昼食
・ご飯（未精白米）……1杯、あるいは、そば（ゆでそば180g）1杯。
・おかず……2皿程度。

夕食（昼食と同じ）
（一日の総カロリーを1600～1800kcal位にする）

◆一日3食メニュー（B）

朝食
・パン（未精白のパン）……1枚（60g程度）、ハチミツ25g、あるいはゴマペースト15g／野菜ジュースあるいはニンジンジュース（180ml）。

昼食
・ご飯（未精白米）……1～2杯。
・おかず……2皿程度。

夕食（昼食と同じ）
（一日の総カロリーを1600～1800kcal位にする）

◆一日3食メニュー（C）

朝食

・野菜ジュースかニンジンジュース（１８０㎖）、あるいは（プレーン）ヨーグルト１２０ｇ／バナナ（中）１本、あるいはミカン（中）２個、またはリンゴ（中）２分の１個／ハチミツ25ｇ。

昼食

・ご飯（未精白米）……１～２杯。
・おかず……２皿程度。

夕食（昼食と同じ）

（一日の総カロリーを１６００～１８００ｋｃａｌ位にする）

menu

少食を極めた西式甲田療法のメニュー

西式甲田療法の食事療法の基本は、一日２食の玄米菜食の少食です。
各種のメニューがありますが、その中でもっとも特徴的な食事が生菜食です。
これは、玄米や野菜を生でとります。慢性疾患や難病の切り札的療法です。

◆一日2食（半日断食）の一例

朝食を抜く

・生水と柿の葉茶を飲む。両方で500ml以上。
・野菜ジュース1杯（約180ml）を飲んでもかまわない。

昼食

・玄米ご飯茶碗1杯／豆腐半丁／ごまとコンブ少々／塩3g（ご飯にのせて摂取）。

夕食

・野菜ジュース1杯（約180ml）／玄米ご飯茶碗1杯／豆腐半丁／野菜・海藻・豆類・小魚類から1品目／リンゴ小1個／塩3g。

＊以上のほか、間食・夜食をしない。
＊生水と柿の葉茶を一日合計1・5～2ℓ飲む。ただし、食事中と食後3時間は飲まない。
（一日の総カロリーは1200kcal程度）

◆玄米生菜食（A）

朝食を抜く

・生水と柿の葉茶を500ml以上飲む（一日合計1・5～2ℓ飲む）。

昼食

・生野菜ジュース（250ml）／ニンジンおろし（120g）／大根おろし（100g）／ヤマイモおろし（100g）／生玄米粉（70g）／ハチミツ（30g）／豆腐（200g）／塩・醤油（少々）。

夕食（昼食と同じ）

（一日の総カロリーは1100kcal程度）

◆玄米生菜食（B）

朝食を抜く

・生水と柿の葉茶を５００㎖以上飲む（一日合計１・５〜２ℓ飲む）。

昼食

・生野菜ジュース（１８０㎖）／ニンジンジュース（１８０㎖）／ハチミツ（30ｇ）。

夕食

・生野菜ジュース（１８０㎖）／ニンジンジュース（１８０㎖）／生玄米粉（１００〜１２０ｇ）／ハチミツ（30ｇ）／、豆腐（２００〜３００ｇ）／塩・醤油（少々）。

（一日の総カロリーは９００ｋａｃｌ程度）

◆生菜食（C）

朝食を抜く

・生水と柿の葉茶を５００㎖以上飲む（一日合計１・５ℓぐらい飲む）。

昼食

・ホウレンソウ、コマツナ、シロナ、キャベツ、セロリ、シソ、パセリなどの生野菜の絞り汁（１８０㎖）／リンゴ１個（約３００ｇ）／ミカン１個（１００ｇ）（ポンカン、甘夏でもよい）。

夕食（昼食と同じ）

＊食塩……１食あたり５ｇ、一日で10ｇを目安に。ただし、血圧の高い人は１食あたり３ｇ、一日６ｇに。

（一日の総カロリーは４００〜５００ｋａｃｌ程度。簡単な断食療法の一種と考えられる）

menu

一日断食メニュー

朝食から翌日の朝食の時間まで、24時間（一日）、何も食べない断食を一日断食と呼んでいます。

前日の夜は、できるだけ食べる量を少なめにして、夜8時以降は摂取するものは水、お茶のみとします。

そして、当日はまったく食べません。ただし、脱水状態を避けるため、生水、麦茶、野草茶などを一日に合計2ℓ以上飲みます。もしも空腹が我慢できなければ、昼と夜にすまし汁などを飲みます。

断食明けの翌日の朝食は、通常の半分程度のおかゆをゆっくり噛んで食べます。

一日断食は土日の休日を利用して行うと実行しやすいので、仕事を持っている人に向いています。

一日断食には、水しか飲まない方法のほか、次に紹介する「すまし汁断食」や「野菜ジュース断食」などの方法もあります。

◆すまし汁断食

すまし汁を飲む断食です。水しか飲まない本断食に比べ、空腹感が少なく、そのためリバウンドしにくいことなどが長所です。ただし、塩分が多めなので、むくみやすい人には不向きです。体重が減りにくいのも特徴のひとつです。

用意する材料

水……3合（540ml）。

出汁《だし》コンブ……10g。干しシイタケ……10g。

醤油……15ml。黒砂糖かハチミツ……30g。

つくり方

①540mlの水に、出汁コンブと干しシイタケを10gずつ入れて数時間おく。
②①を火にかけ、沸騰寸前にコンブとシイタケを取り出す。醤油15mlに、お好みでハチミツ30gを加えて混ぜて、出来上がり。
③これを1回分とし、昼・夕2回、熱いうちに飲む。
＊ハチミツを使わない場合、黒砂糖は汁に入れずに、汁を飲みながら、かじって食べる。
＊すまし汁断食を行っている間、生水をしっかり飲み、便通を促す。また、排便促進のために、スイマグ（1回に20ml程度）を朝と晩に飲むと効果的。

◆青汁断食

青汁（野菜ジュース）を飲むだけの断食です。身体を浄化し、細胞を活性化するのに最適です。

用意する材料

キャベツ、ハクサイ、セロリ、ニンジン、ホウレンソウ、コマツナ、ダイコンなどから、5種類程度。なるべく、農薬や化学肥料を使っていない旬のものを。

つくり方

①新鮮な野菜250gをミキサーにかけて泥状にしてから、濾《こ》す。約200mlの青汁ができるので、これに水200mlを足し、400mlにする。または、新鮮な野菜250gをジューサーにかけて直接、汁を搾り取る。
②つくった汁に、塩をひとつまみ入れる。ニンジ

ンを使った場合は、レモン、スダチなども一緒に入れる。これらの酸を加えることで、ニンジンのビタミンCを分解する酵素の働きを弱めるとも言われている。

③これを1回分として昼と夕の2回、飲む。

＊味付けにリンゴやハチミツを少量加えてもかまわない。

◆ニンジンジュース断食

ニンジンを基本にしてリンゴを加えたジュースを飲むだけの断食です。

用意する材料

・ニンジン2本（約４００g）、リンゴ4分の1個（約70g）。

つくり方

①ニンジンは、皮をむかずに、ブラシを使ってくぼみの土をきれいに洗い流す。リンゴは、きれいに洗い、皮をむかずに、芯や種の部分を取り除く。

②ジューサーの投入口に合った大きさに切る。

③ジューサーのスイッチを入れ、ニンジンとリンゴを一切れずつ投入し、ジューサーを回す。

④約１８０mlのジュースができる。これを1回分とし昼、夕の2回飲む。

＊つくりたてを噛むようにゆっくりと飲む。

＊お好みで、自然塩やレモン果汁を加える。レモンは、ビタミンCの補給になる。塩は、胃腸の働きをよくしてくれる。

＊ニンジンは、ジュースにしてしまうので、特に

高い上等なものを使う必要はない。色鮮やかなものを選ぶこと。表面のツヤとハリが選ぶときのポイント。表面が黒ずんでいるものや溶けているものは鮮度が落ちている。また、茎の切り口が小さいものを選ぶこと。多少、変わった形のものでも、問題ない。

◆リンゴ断食

すりおろしたリンゴを食べるだけの断食です。子どもの断食に適しています。胃腸の弱い人は少量の塩を入れてから飲みます。

用意する材料

中～大サイズのリンゴ1個半（３００g）。

つくり方

リンゴの皮をむいて、すりおろす。無農薬のものであれば、皮ごとすりおろしてかまわない。こうしてすりおろした汁（ジュース）を1回分として、昼・夕の一日2回飲む。

＊胃腸が丈夫であれば、すりおろさずに、丸かじりしてもかまわない。ジュースにするよりも、腹持ちのよいのが長所。

menu

玄米のメニュー

玄米は白米に比べ、栄養豊富です。

すなわち玄米は、稲からモミ・ガラだけを取り除いたもので、表皮や胚芽が残されています。玄米を精白した際に出た表皮や胚芽が米ぬかです。ぬかの部分に栄養素がたくさん含まれています。

米ぬかの表皮の部分にはビタミン、ミネラル、食物繊維、IP6（フィチン酸）などが含まれているし、胚芽にはタンパク質やビタミン、ミネラルなどが含まれています。栄養素を個別にみると、ビタミンB1は、玄米は白米の約8倍、ビタミンB2は同様に約2倍、食物繊維は同様に約5倍含まれています。

玄米は、腸内の有用な細菌を増やし、腸内細菌の状態をよくします。その結果、腸内免疫力が高まります。

食物繊維が豊富なので、腸を刺激し、排便を促します。また、先に紹介したように抗酸化作用があるので、がんの予防効果も期待できます。

以上のように玄米は栄養豊富ですが、一方、消化しづらい、アブシジン酸による細胞毒性がある、フィチン酸によるデトックス効果で有益なミネラルが不足しやすいなどの欠点も指摘されています。実際、体質的に合わない人もいるようです。

ところで発芽玄米（少し発芽した玄米）は、玄米よりも、さらに栄養が豊富で、しかも前述の玄米の欠点を是正したものです。

そこで私は、玄米を食べる時には次に紹介するような方法で、発芽玄米にして食べることを勧めています。

◆発芽玄米ご飯

玄米は、生きている玄米（蒔《ま》いたら発芽するもの）を選びます。高温で乾燥された玄米は発芽しません。

常温の水（適温は30℃）に12時間吸水させせます。寒い時期は、水温40℃の水に浸し、蓋をしておきます。水温が10℃以下では発芽モードにならないので、冷蔵庫で浸水させせてはいけません。

こうして浸水が終わった後の玄米は、短期の場合は冷蔵庫で保存できます。長期保存するには、水を切ります。このように処理してから冷凍庫に入れると、長期間保存が可能です。ただし、いったん浸水させたあとは乾燥させせてはいけません。

このように12時間、水に浸した玄米は、発芽モードになっているので、普通の炊飯器（白米用）で炊くことができます。

・炊くときの水分量……玄米１に対して水１・３。

白米の場合は米と水の量が１対１です。玄米のほうが、水がたくさん必要です。

玄米を３合炊く場合、炊飯器の白米４合の目盛りのところまで水を入れると、玄米の約１・３倍の水分量となります。玄米１に対して水１・３が基本ですが、好みによって水の量を加減してください。水を少なくすると固めに、多くすれば軟らかめとなります。

◆玄米クリーム

玄米クリームは、胃腸が弱い人や離乳食などで、玄米ご飯の代わりによく使われます。

玄米は、生きている玄米（蒔いたら発芽するもの）を選びます。

①玄米を常温の水（適温は30℃）に入れて、12時間吸水させる。寒い時期は、水温40℃の水（お湯）に浸水し、ふたをしておく。玄米の量は１合（１５０g）にする。

②玄米の水を切ってから、ミキサーに入れ、そこへ玄米の2倍量の水を入れ、ミキサーを2分くらい回して玄米を細かく粉砕する。
③粉砕した泥状の玄米を鍋に移す。そして、玄米の3倍量の水をミキサーに入れ、菜箸《さいばし》などを使って少しかき混ぜて、ミキサーにくっついている玄米を溶かし、鍋の玄米に加える。これで水分は玄米の5倍量くらいになる。
④鍋をガスなどにかけ、中火で沸騰するまで、かき混ぜながら熱し、沸騰したら弱火で1分ほど煮る。好みに応じて、水の量を加減してかまわない。
⑤塩を適宜加え、でき上がり。
1回に食べる玄米クリームの標準的な量は、玄米75g程度です。玄米75g（0・5合）から400gくらいの玄米クリームが、玄米110gから600gくらいの玄米クリームができます。

コラム　断食（絶食）療法

断食（絶食）療法とは文字通り、食を絶つことによって起こる、心身の変化を利用して行う治療方法のことです。断食によって体重が減少するので肥満の人には最適ですが、そればかりでなく、昔より各種病気の治病、健康増進、精神修養に活用されてきました。

特に最近のストレス時代において、私たちは不自然な生活を送り、血液が濁り、老廃物が体内に溜まりやすい状態です。その結果、体調不良やがん、精神疾患などの慢性疾患が増加しています。

断食療法には、短期間に体内の老廃物を排出（毒出し＝デトックス）し、血液の濁りを解消する働きがあります。

ですから、特に現代において、断食療法は大変価値ある健康・治療法であるとともに、美容・若返り・精神修養法と考えられます。

断食療法は本格的には、病院に入院したり、断食道場に入所したりして、専門家の指導を受けながら一定期間（3、7、14、21日など）行います。

これら本格的な断食は短期間で病態が改善する可能性があるなどの長所があります。しかしその半面、断食前後の食事療法が難しい、反動で過食になりやすい、また、体の変調や衰弱、危険を伴いやすいなどの欠点もあります。

そのため最近では、より短期の断食をくり返したり、半日断食を継続するほうが安全で効果も確実であるともいわれています。

本書では、家庭で日常生活を送りながらでも行える方法である半日断食や一日断食（すまし汁、青汁、、ニンジンジュース、リンゴ）などの実際を紹介しています。

少食療法を実践する際の留意点

◆少食の手順

いきなり少食にしようとしても、無理をすると挫折してしまうことが少なくありません。その理由のひとつは、いきなり完璧に行おうとすることにあると考えられます。

無理をせず、できる範囲で徐々に進めていけば、挫折するリスクは減ります。つまり、成功する手順があります。

次に少食の手順の一例を紹介します。
①夜食をやめる。
②間食（つまみ食い）をやめる。
③食事の質や食べ方を改善する。

④一食ずつを少なめにする。

⑤できれば朝食を抜くか、野菜ジュースなどにする。

◆適度な運動やストレス対処法を併用する

もうひとつの方法としては、運動やストレス対処法を併用するのも有効です。

イライラすると食欲に走りやすいことはよく知られています。過食症や神経性食欲不振症など食行動異常の人は、精神の不安定な状態の人によく見られます。

このように食行動と精神状態とは密接な関連があります。ですから、少食を継続的に実行しようとする人は、できるだけ精神を安定させることが必要です。そのためにはストレス対処法なども有益でしょう。

ストレス対処法として、「気分転換」、「楽天的な考え方をする」など心理面での方法のほか、おもに自律神経を安定させる「心身コントロール法」なども有用です。たとえば、西式健康法、呼吸法、瞑想法、自律訓練法、祈り、ヨガ、運動（歩行など）、日光浴等、自分に適した方法を日々実行することも少食を助けると思われます。

◆行動療法により過食を防ぎ、少食の継続を助ける

日常生活の中のどんな行動が過食と結びついているのかを明らかにし、そこに働きかけるのが行動療法です。

過食しやすい人は食事日記、生活日記、体重記録などをつけることも有益です。

食習慣を改善するのに、いつ、どんな状況で、どんなものをどれだけ食べたかなどを記録することは重要です。

その他の具体的な方法として次のようなものがあります。

①食事の律動化（食事回数、時刻、場所を限定し、規則正しい食事のとり方を守る）。
②間食の禁止。
③食物からの隔離（手軽に食べられる食物を目のつかない場所へ遠ざける）。
④ながら食いの禁止（テレビを見ながらなどの食事は、無意識のうちに過食になりやすい）。食べる時は食べることに専念する。
⑤咀嚼をよくする（原則として一口30回程度に決める）。
⑥箸おき等。

また、仲間づくりもおすすめです。「少食友の会」「少食療法研究会」などに入り、情報交換をし、助け合いながら行なっていくことは有益です。

◆陰虚証の人は注意しよう

陰虚証という言葉は、日本漢方と中国漢方で意味が違います。ここでは日本漢方での意味で、陰証で虚証のこと。つまり、陰虚証の特徴は、「やせ型、易疲労、虚弱体質、冷え症、血色不良、胃腸弱い、食欲不振、心窩部に拍水音、腹部軟弱がある」などです。

少食を実行するにあたり、陰虚証のひどい人（胃下垂や内臓下垂の人で1食でも抜くと、脱力感が強い、体重が減りやすい人など）また栄養失調の人、重篤な状態の人などは、陽性体質者と違い、細かい配慮が必要です。急な減食は、体重減少、体力の消失につながり、日常生活や病状に悪影響を及ぼすこともあります。

　陰虚証の人はけっこう多く、結局、少食をしていくにあたっては、一足飛びに朝食抜きなど行わないようにします。各種の運動療法、西式健康法、呼吸法、腹部マッサージ、漢方、鍼灸、その他の代替医療などを利用し、胃腸の消化吸収力を高めながら、ゆっくりと、それぞれ工夫をしながら実施していくことが必要です。

　胃腸の消化吸収能力は、人により千差万別です。人それぞれにより、少食（食事量）も考慮する必要があるでしょう。

第4章

少食療法を補助する方法「運動」

運動の必要性

私たちが健康を保ち、病気を予防・改善するために必要なことのひとつが体を動かすことです。人間は動物であり、動くことによって本来の機能が発揮されます。また、動くことは本能的欲求です。

現代の私たちは運動不足になりやすい環境に生きているし、現代の生活は運動不足になりがちです。だから私たちは、意識的に運動するように努める必要があります。運動習慣を身につけることは、免疫力を高めたり、ストレスを健全に解消したりする方法として大変重要なのです。

運動というと、特定のスポーツやスポーツクラブでのエクササイズ、ジョギングなどと思う人もいるかもしれません。

なるほど、それらは運動に違いありませんが、運動はそれだけではありません。通勤したり、仕事や家事をしたりと、暮らしの中で体を動かす身体活動すべてが〝運動〟そのものなのです。そして、それらを積極的に実践するだけでも十分に健康増進効果が得られることがわかっています。

仕事で拘束される時間が長かったり、忙し過ぎたりするため、運動のためだけに時間をさきにくい人もいるはずです。そういう人の場合、通勤や買い物などの際、エスカレーターやエレベーターを使わず、階段を利用するなどして、歩く機会を意識的に増やすようにすればよいでしょう。

運動不足気味の人はできれば、自分の年齢や体調、ライフスタイルなどを考慮し、次に挙げる有酸素運動、筋力トレーニング、ストレッチ、整体運動などをバランスよくとり入れ、朝夕、短時間でも運動する習慣をつけるとよいと思います。

運動の種類と効果

一口に運動といっても、いろいろな種類があり、身体や健康への効果も異なります。

運動には大きくは、「有酸素運動」と「筋力トレーニング」「ストレッチ運動」の３種類があります。

①有酸素運動

ウォーキング、軽いジョギング、水泳、自転車こぎ、エアロビクスダンスなど。その他、日常生活（通勤、仕事、買い物など）で歩くことも有酸素運動。全身持久力が向上し、脂肪が燃焼する。ストレス発散効果もある。

②筋力トレーニング

腹筋、背筋、腕立て伏せ、スクワット、腰割り、かかと上げ、アイソメトリック（静的筋肉強化法）、ダンベルや機械を使って負荷をかける運動など。日常生活では荷物運び、力仕事などが該当する。筋量が増え、基礎代謝が上がり、脂肪燃焼効率が向上する。

③ストレッチ

体のある筋肉を良好な状態にする目的で、その筋肉を引っ張って伸ばす。日常生活では、背伸び、腰そらしなどが該当する。筋が弛緩し、関節可動域が広がり、体がリラックスして、軽くなる。

◆整体を重視した運動もある

運動というと、誰もが思い浮かべるのは、こうした有酸素運動や筋トレ、ストレッチなどでしょう。

しかし、それら一般の運動とは一線を画したものとして、「整体を重視した運動」があります。「整体」とは、骨格を調整するなどして身体のゆがみをとり、自律神経などの神経や免疫、血液循環などを正常に回復させることです。

ヨガ、気功、真向法、自彊術、西式運動（金魚運動、毛管運動、背腹《はいふく》運動、合掌合蹠《がっしょうがっせき》運動など）、操体法、自然運動などがあります。

この章では、西式健康法の整体を中心として、さまざまな方法を取り上げます。

コラム　西式健康法とは

西式健康法は、西勝造氏（1884〜1959年）が編み出した健康法です。

「血液循環を促進し、身体の歪みを是正して自律神経のバランスを整え、健康を増進する」自然療法です。

●健康を守る4条件

西式健康法では、健康になる条件として次の4つのことを定めています。

①血液循環が完全であること。
②左右の神経が対称であること。
③背骨に狂いがないこと。
④体内の酸・アルカリの平衡が保たれていること。

さらに、西式甲田療法では、次の1条件を加えています。

⑤内部環境（腸）が汚染されていないこと。

●四大原則

西式健康法では、人間の健康は「栄養」「四肢」「皮膚」「精神」の４つの因子に支配されているものと考えられています。これら４つを西式健康法の四大原則といいます

●西式健康法の原則（１）栄養

バランスがとれていて、生命力に富んだ食物を適量とることが大切です。そして、次のことが重視されています。

①断食で宿便を出し、腸内環境を改善する。
②新鮮なビタミン、ミネラルを摂るため「生《せい》食《しょく》」を重視する。生野菜ジュースなど。
③生水を一日１～２ℓとる。
④排出を十分にするため朝食を食べない（半日断食）。
⑤ビタミンＣをたくさん摂る。柿の葉茶など。

●西式健康法の原則（２）四肢

次の「西式の健康運動」の項で述べる「六大法則」を実行することが大事です。

●西式健康法の原則（３）皮膚

皮膚は内臓の一部です。皮膚からの排毒を促し、体内を清潔に保つ役割があります。温冷浴、裸療法（大気療法）、各種湿布療法（からし湿布、里芋湿布、みそ湿布など）などがあります。

●西式健康法の原則（４）精神

精神面から、ほかの三原則をサポートします。「良《よ》くなる、能《よ》くなる、善《よ》くなる」と自己暗示を

かけます（背腹運動中など）。

●西式健康法の考察

西式健康法は理論と実際の方法が比較的わかりやすく、真理を含んだ方法であると思います。ただし、体質やライフスタイルなどにより、向き不向きがあるようです。無理のない範囲で徐々に一部でも取り入れたらよいでしょう。

一般に、漢方でいう実証タイプ（体力がある人）にはあまり問題なく効果が現れる場合が多いようですが、虚証タイプ（胃腸が弱く体力に乏しい人）の場合は時間をかけ、注意をしながら行う必要があるようです。

西式の健康運動

手足や脊椎の歪みは病気の原因になります。手足や骨格の歪みをとり、血液循環と自律神経の働きをよくすることが重要です。

そのための方法として、西式健康法には「六大法則」と呼ぶ6つの方法があります。

西式六大法則は、「平床寝台《へいしょう》、硬枕《こうちん》利用、金魚運動、毛管運動、合掌合蹠《がっしょうがっせき》運動、背腹運動」です。

◆脊柱のゆがみを直す「平床寝台」

就寝のとき、普通の敷き布団ではなく、平らな板を用います（図5）。これをベッドにすることで、一日のうち7～8時間を脊柱の矯正に利用できます。

図５　平床寝台と硬枕利用

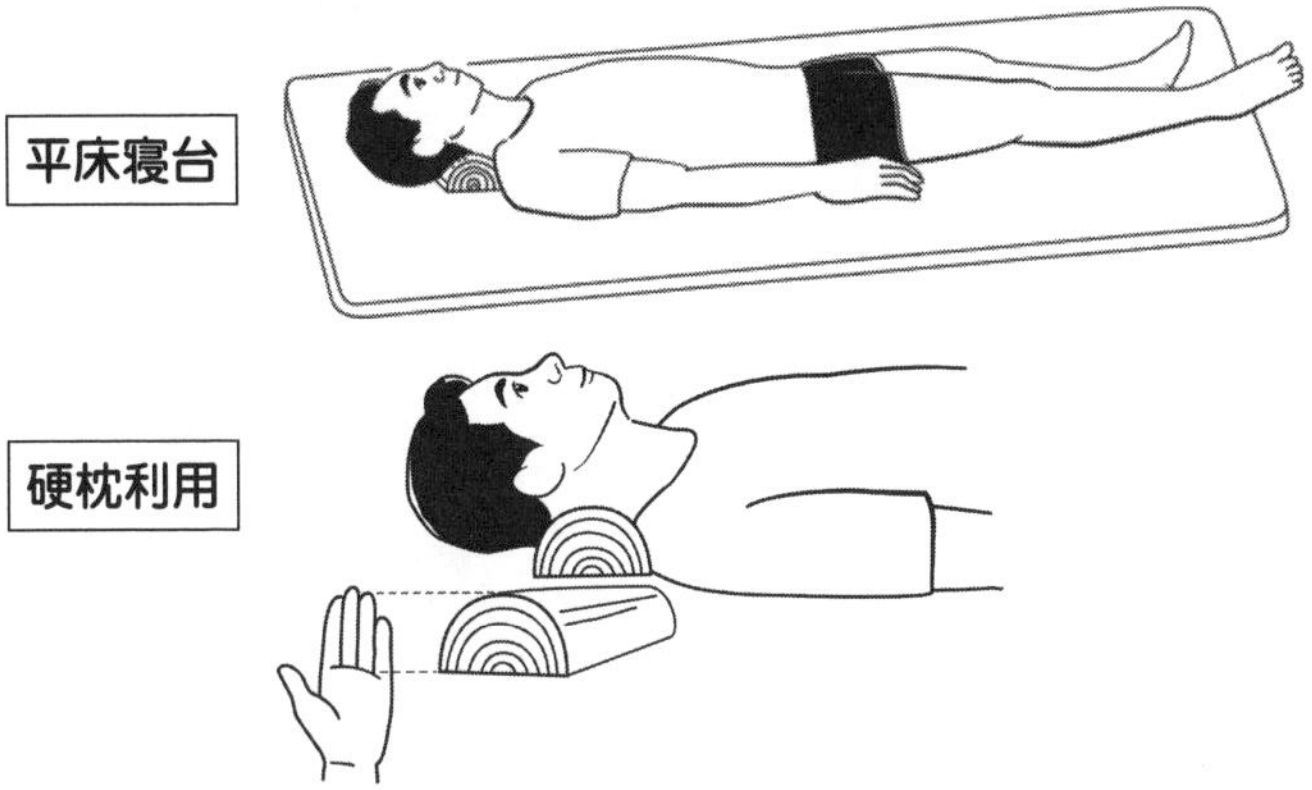

敷き布団の代わりに、平らな板を用いる。
硬枕の高さは、自分の薬指の長さを標準とする。

脊柱の前後のゆがみを直します。

また胸郭を広げるので肺臓によいし、腎臓を不自然な圧迫から解放して機能を促進します。皮膚の機能と血液循環をよくし、睡眠時間は短縮され、朝の目覚めを爽快にします。

平らな板で硬すぎる場合は、敷布や毛布などを板の上に敷いたり、硬めの敷き布団を用いたりするのもよいでしょう。

◆頸椎のゆがみを矯正する「硬枕利用」

かまぼこ型の硬い木製の枕（硬枕）を首にあてて寝る療法です（図５）。

頸椎のゆがみが矯正され、頭痛、肩コリ、手のしびれや耳、目、鼻、のどの病気などに効果があります。はじめのうちは、痛みを感じるかもしれません。その場合は、タオルなどを当て、慣れた

図６　金魚運動

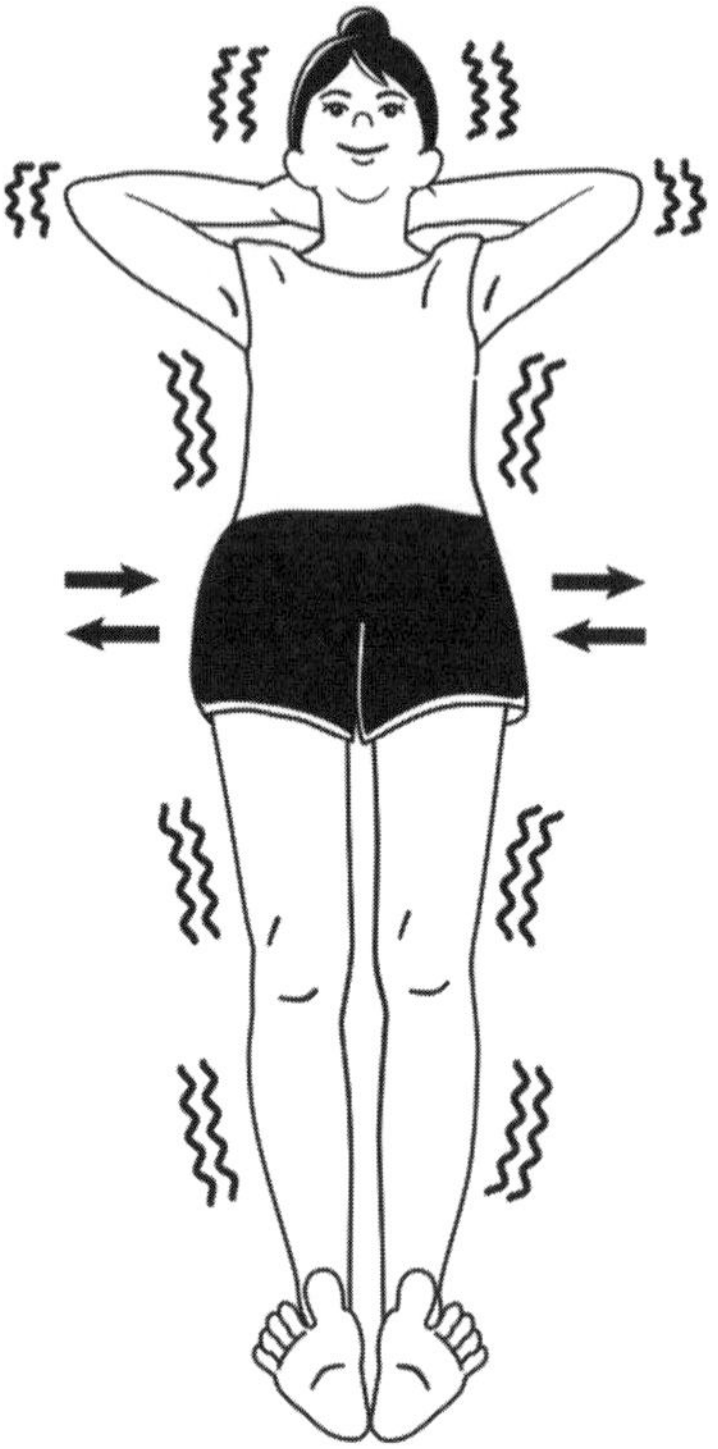

①平らな床の上にあお向けに寝て、後頭部で両手を組む。
②足首をできるだけ手前に起こす。
③魚が泳ぐように、「く」の字に身体を左右に、素早くうねらせる。

以上を朝夕１回、１～２分ずつ行う。


らとります。短時間（10～20分）から始めて、慣れてきたら時間を延ばすとよいでしょう。

　通常、平床寝台と併用します。

◆内臓の位置を正しくする「金魚運動」

　脊椎のゆがみを矯正し、内臓の位置を正しくします（図６）。腹痛のときは即効的に効く場合があります。

　実習前後に、四肢を放り出し、全身の力を抜き、完全な弛緩の状態をとると、効果が得られやすくなります。空腹時と排

図７ 毛管運動

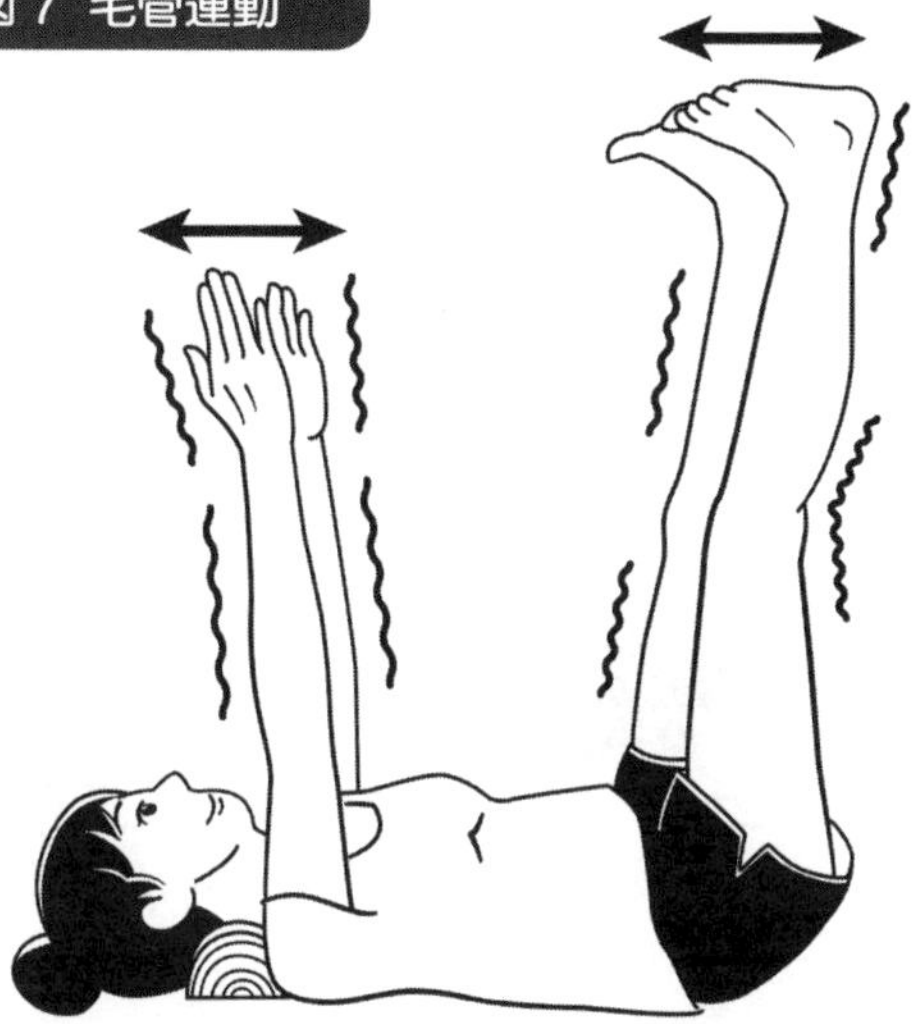

①手足を身体と直角になるように垂直に伸ばし、細かく振動させる。
②手は肩幅に、足は腰幅に合わせ、足裏は床面と水平になるように。

以上を、朝夕１回、１～２分ずつ行う。

便後にするのが効果的です。

◆血液循環やリンパの流れをよくする「毛管運動」

動静脈吻合枝(グローミュー)の働きを促し、全身の血液循環やリンパ液の流れをよくします(図７)。疲労回復や各種疾患の予防回復に役立ちます。

やりにくい場合は、壁に両足を立てかけたり、お尻にタオルなどをあてたりして、少し高くして行うのもよいでしょう。

図8　合掌合蹠運動

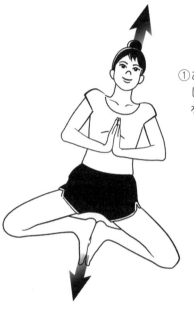

①あお向けになって合掌し、足裏を合わせて、脚を前後に屈伸する。

◆筋肉と神経のバランスを整える「合掌合蹠運動」

この運動は、筋肉と神経のバランスを整えます（図8）。左右の骨盤のゆがみが改善し、特に腰や下肢の左右にある筋肉、血管、神経の働きが整い、骨盤内の腹部臓器の機能が活性化されます。妊娠中に行うと、胎児の発育をよくし、胎児の異常体位を正常にし、安産をするのに役立ちます。

◆脊柱を正しくして内臓下垂を防ぐ「背腹運動」

背骨（脊柱）のゆがみは、神経の働きを低下させ、さまざまな症状や病気をもたらす原因となります。

その背骨のゆがみを正す方法の一つが背腹運動で、背腹運動は脊柱を正しくし、内臓下垂を防ぎます。

脊柱と腹を同時に動かすことによって、交感神

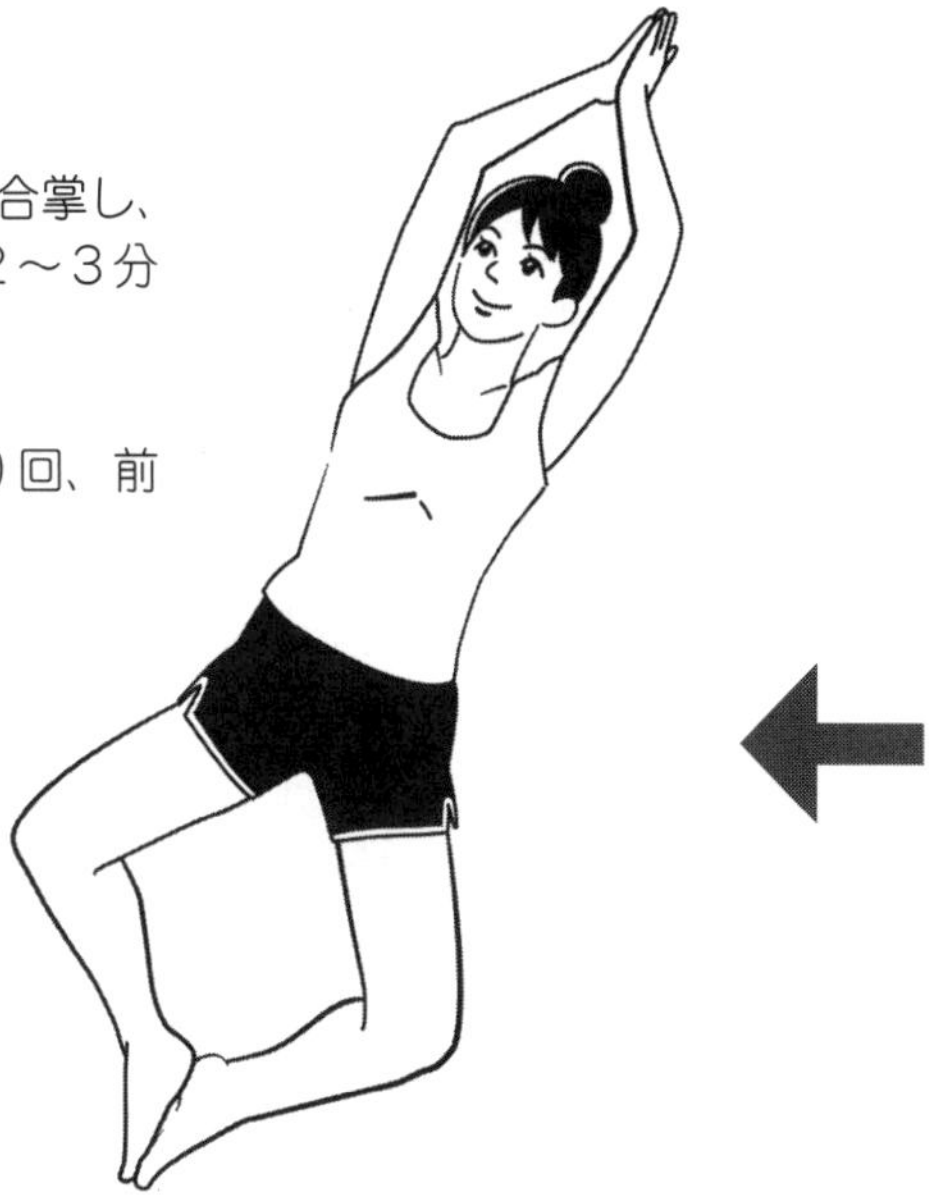

②以上を終えた後、合掌し、足を縮めたまま２～３分間静止する。

１回につき10～50回、前後屈伸する。

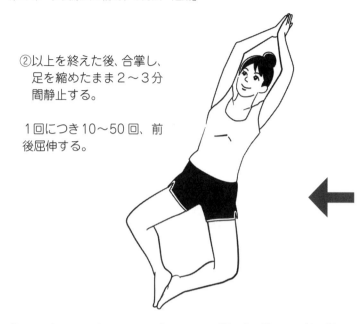

経と副交感神経が同時に刺激されます。体液は中性となり、暗示がかかりやすくなります。

ですから、この運動中はなるべく、「良《よ》くなる、能《よ》くなる、善《よ》くなる」と念じたり、声に出して言うのもよいでしょう。西式健康法では大変重要な運動であると位置づけられていますが、上達するのに少し時間がかかるといわれています。

背腹運動は、準備運動と本運動のふたつで構成されています（図9・10）。

まず、準備運動を行います。

次に挙げるように、準備運動には10種類ありますが、全部を行うのに1分程度ですみます。

準備運動を終えたら、力を抜いて手を開き、次に本運動を行います。

上体を左右にゆすりながら、同時に、おなかをふくらませたり、へこませたりします。

図 9　背腹運動（準備運動）

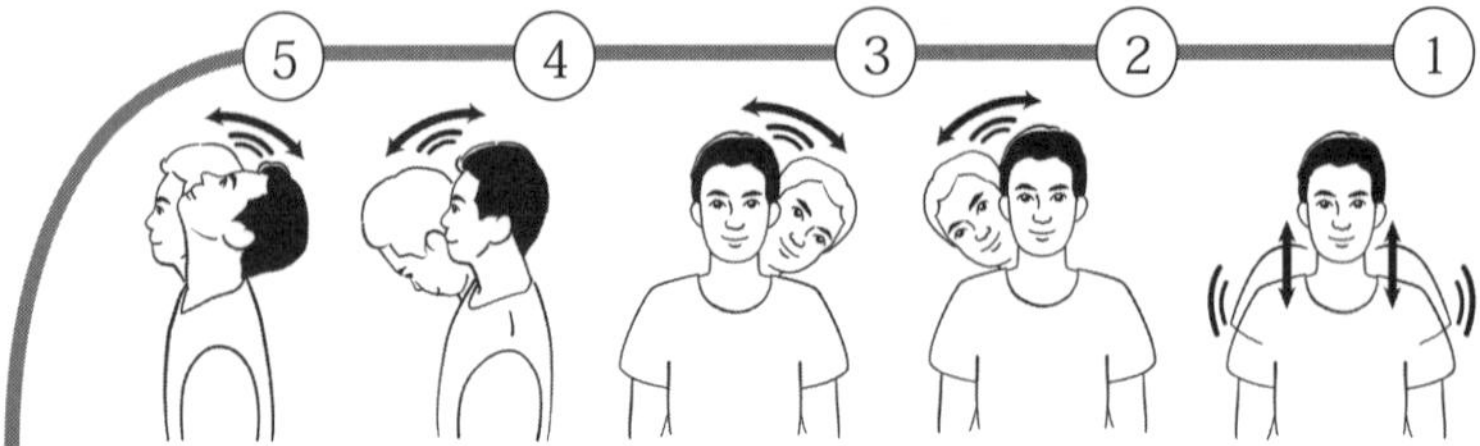

①両肩を大きく上下させる（10 回）。
②頭を右に傾ける（10 回）。
③頭を左に傾ける（10 回）。
④頭を前に傾ける（10 回）。
⑤頭を後ろに傾ける（10 回）。

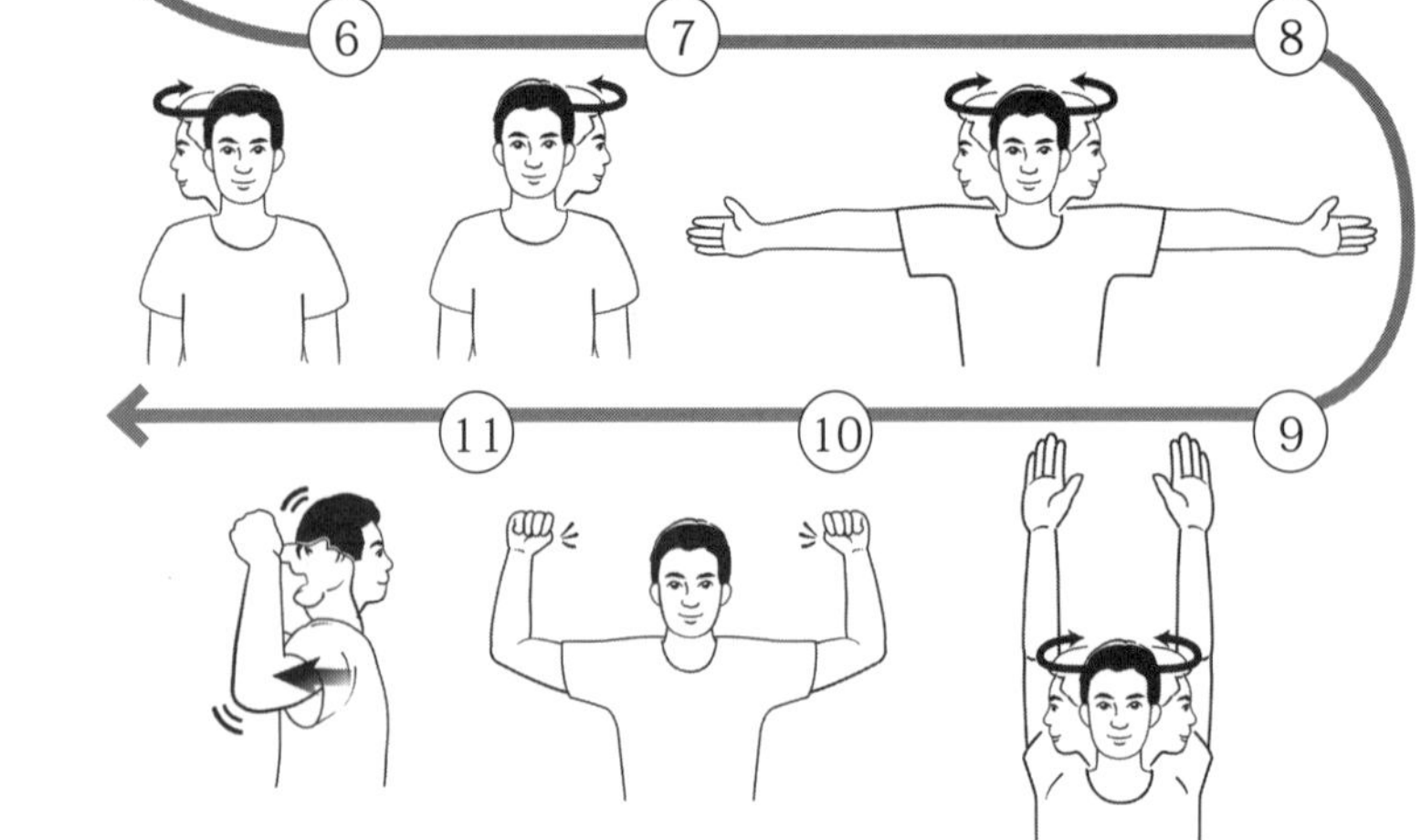

⑥頭を右後ろに回す（10 回）。
⑦頭を左後ろに回す（10 回）。
⑧両腕を水平に伸ばし、頭を右と左にゆっくり回す。
⑨両腕を垂直に伸ばし、頭を右と左にゆっくり回す。
⑩親指を深く包み込むように握り、両腕を直角に曲げる。
⑪⑩の状態で上腕を水平のまま後ろに引くと同時に、顎を上に突き上げる。

図 10　背腹運動（本運動）

①背部を真っ直ぐ伸ばした状態で、メトロノームのように左右に振り子運動をする。手は、小指側を下にして膝に軽くのせる。
②身体が左右に傾いたときにお腹を押し出し、真ん中にきたときに引っ込める。

以上を１往復として、
１分間に 50 ～ 55 回、
10分間で500回が標準。

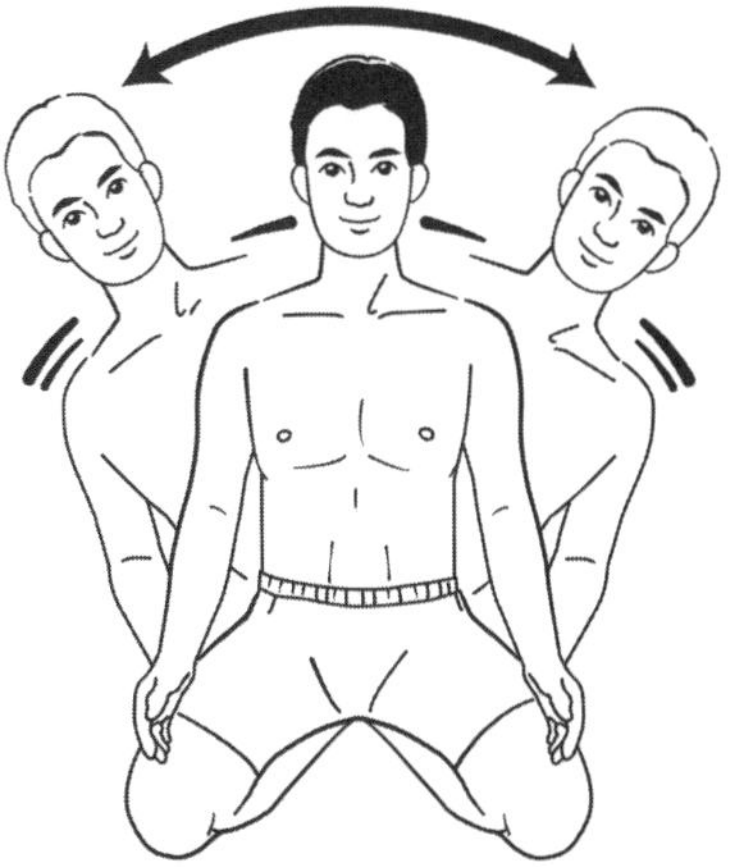

コラム　症状即療法

西式健康法の基本となっている考え方に「症状即療法」があります。東洋医学などではこの考え方は古くから唱えられてきたもので、中国の『書経』などにもこれに近い意味のことが書かれているようです。東洋医学における瞑眩《めんけん》反応や好転反応と類似語です。病気を治療や対処をするうえで、大変有用な観点であると思われます。

西洋医学では、症状を病気とみなして、その症状を抑えようとします。たとえば風邪のとき、解熱剤や咳止めなどを使用します。それによって症状が抑えられるかもしれませんが、たとえ症状がおさまっても、病気そのものが治ったわけではありません。それを治ったとみなすことは大きな問題です。

それに対し、西式健康法や東洋医学などの症状即療法では、症状を病気とはみなしません。症状を病気と闘っている体の自然の反応、つまり、〝療法〟と捉えます。それが「症状即療法」です。ですから、西洋医学と違い、力ずくで症状を抑えようとするような治療は行いません。

たとえば熱が出た場合、薬で熱を下げることはせず、むしろ暖かくして熱を上げ、汗を出すように仕向けます。すると、発汗によって体内の毒素は排出され、自然に熱も下がります。漢方では、風邪のときによく葛根湯《かっこんとう》を使います。この葛根湯も代謝を促し、発汗させるように働き、風邪を治療します。これが症状即療法ということなのです。

ただし、ある時点を過ぎ、一定のレベルを超えた場合、たとえば40℃以上の発熱などのときは、症状を「病気」とみなしての処置が必要となります。これを「症状の弁証法的認識」といいます。

また、「症状即療法」という観点に立つと、悪いものを食べて下痢を起こした場合や、関節が腫れた場合なども、同じように無理に薬で症状を抑える必要はないと考えます。

症状即療法の観点に立って対応すると、体は病気になる前よりも健康になりますが、それがまさに症状即療法であるといえます。西洋医学でも最近、免疫学、生体防御学などの基礎分野ではこういう考え方が一般的になっているようです。

足首上下（ポンプ）運動
―血液循環を改善する

この運動法は、自然療法研究家の稲垣多美作先生が考案し、西会（西式健康法の組織）が普及させています。

ただ足首を上下に動かすだけですが、自宅などで手軽にできます。膝の悪い人や病弱な人にもできます（図11）。

血液（体液）循環を改善することによって、病気の予防と治療にも応用できる運動です。私のクリニックでも最近、患者さんに行っていただき、良好な効果を上げています。

目安として、右足を10回行ったら、左足も同様に10回行います。これを1セットとして、1〜10セットぐらい行います。

無理はせず、できる回数から始め、慣れてきたら、徐々に回数を増やし、最終的には一日500〜1000回ぐらいを目標にします。一日に2〜3回、空腹時や就寝時に行うとより効果的です。

できるだけ、実行前後に準備運動や整理運動（足首回し、膝の屈伸、体操など）を行いましょう。

丸太に足首を下ろすときには、足に力を入れすぎないようにしてください。また、落とす速度を速めたりゆるめたりせず、一定に保ちましょう。

◆効果が期待できる病気

足首ポンプはさまざまな病気に効果が期待できます。

特に有効なものに、足の痛みやだるさ、ひざ痛、下肢静脈瘤、むくみ、腰痛、便秘などが挙げられます。

ほかに効果が期待できる病気に、生活習慣病一般、アレルギー疾患、腎臓病、心臓病、不整脈、めまい、耳鳴り、ふらつき、冷え症、心身症、脳卒中後遺症、がんなどがあります。

ふくらはぎの筋肉は、静脈内の血液を心臓に押し戻すポンプの役目を果たしています。

図11 足首上下（ポンプ）運動

①丸太（直径8㎝前後、長さ30～40㎝）を用意する。西式健康法の西会本部で「ポンプドクター」として販売しているものもある。

②仰向けに寝るか、座って両足を伸ばす。

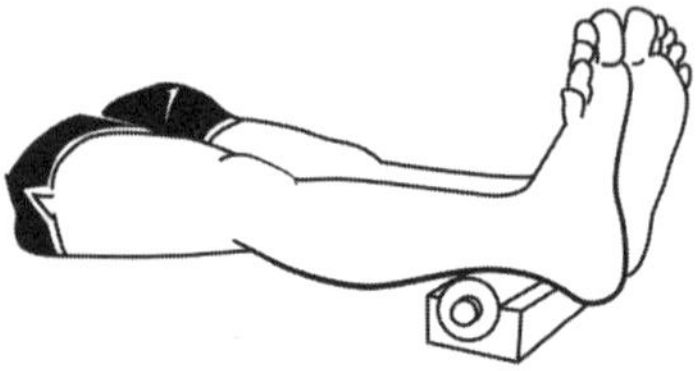

③アキレス腱からふくらはぎにかけての部分を丸太の上に置く。

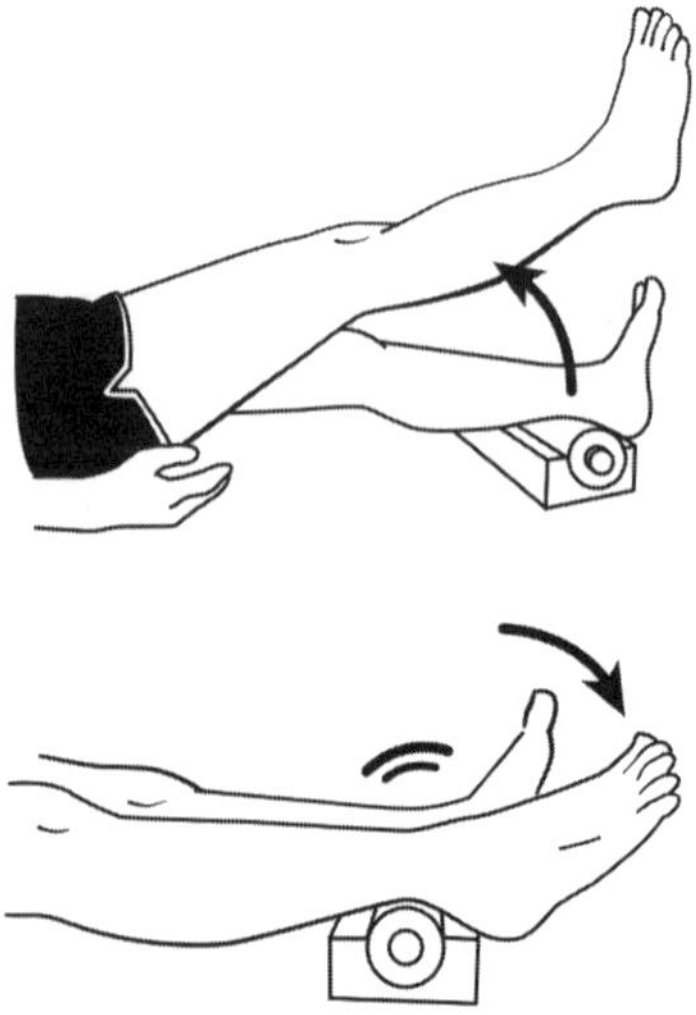

④膝を伸ばしたままの状態で片足を20～30㎝ほど上げて、そのまま足の力を抜いてストンと丸太の上に落とす。

ふくらはぎの筋肉部分をトントンすることで筋肉のポンプ作用を活性化させることができます。

しかも、横になって行うので、体液の流れが重力の影響を受けません。そのため、体液の流れがさらにスムーズになります。

歩行――生活の中で身近にできる運動

運動の中で、私たちが生活の中で身近にできることは何といっても「歩行」です。

運動不足になりやすい人は、日常生活の中でつとめて歩くことが大切です。「歩行」は人間の最良の薬であり、老化は足からとも言われます。

運動療法としての「歩行療法」はまさに単純な方法ですが、継続すればすばらしい効果が期待できます。ぜひ、実行してみてください。

ただし、健康を害している人の中には、姿勢などが悪く、歩かない方がよい場合があります。そのときは医師などの専門家に相談してみてください。

◆歩行療法の基本

次の手順で行います。

①ウォーミングアップ……準備体操や軽い運動（5分間）。
②歩行またはジョギング（20～30分間）。
③クールダウン……整理体操や軽い運動（5分間）。

◆歩行療法の効果を上げる方法

歩行療法をより効果的に行うために次のこと

に気をつけましょう。
・前に示した方法を一日1～3回行う。
・歩行の強さは中等度（脈拍数は110～120／分）を目安とし、自覚的運動強度としては、「やや楽である」くらいを目安にする。
・食事療法と併用する。

◆歩行運動の実際

①無理のないペースで歩き始め、徐々に強度を強める。
②フォームに気をつけよう。アゴを引き、背筋を伸ばし、腕をしっかり前後に振る。足は、まっすぐ出し、かかとから着き、つま先でしっかり蹴る。呼吸は自然に。
③ただし、フォームを気にせず、気楽に歩く方法もある。
④歩行運動前後にウォーミングアップとクールダウンを行う。
⑤服装をととのえ、適したシューズをはく。

一般に一日1万歩の歩行が奨められます。日頃、運動量が少ない人が新たに始める場合は、従来の歩行量の1・5倍（一日5000～6000歩）程度から開始しましょう。

◆歩くことの効果

歩くことにはさまざまな効果があります。
・生活習慣病の予防や改善、肥満の予防・治療。
・脳細胞を活性化し、脳の老化とボケを防ぐ。
・脳内物質のセロトニンを活性化して、ストレス病（うつ病、神経症、心身症など）の予防・治療。
・骨を丈夫にし、骨折の予防、肩コリ・腰痛の予防。

◆一日1万歩に近づくための工夫

10分歩くと、およそ1０００歩になるといわれます。これに基づいて単純計算すると、1万歩歩くには1時間40分を要することになります。

仕事を持っていたり、家庭をあずかっていたりすると、歩くためにこれだけの時間を都合するのは難しい場合もあるでしょう。

そこで工夫することが求められます。出勤や買い物などで外に出るときを利用して、ついでに余計に歩けばよいのです。

たとえば、通勤時に、最寄り駅よりもひとつ先（ひとつ手前）から乗り降りすれば、一駅分余計に歩けます。

駅やビル、デパートなどではエスカレーターなど使わず、階段を使います。主婦の場合は、買い物にちょっと遠回りをして行く方法もあります。

以上のように努めるだけで、一日の歩数は数千歩も増やすことができます。

なお、歩数計を利用すると、一日の歩数がチェックできるだけでなく、歩く励みになります。

コラム　歩行と緊張筋

筋線維にはおもに緊張筋（赤筋）と相性筋（白筋）の2種類があります。

相性筋（白筋）は、素早い一過性の運動を起こすのに適した筋で、屈筋群に多く、前脛骨筋は代表的なものです。速筋型筋線維を主要構成分とし、比較的強い筋力を出せるが、持続的な収縮の維持は困難です。大脳の新皮質内にある運動中枢からの命令でものを投げたり、走ったりするときに働きます。

一方、緊張筋（赤筋）は、姿勢保持のような持続的な収縮活動を主体とする筋肉で、いわゆる抗重力筋に属し、ヒラメ筋、大腿広筋などが代表的で下半身に多くあります。遅筋型線維を主要構成分とし、筋力は弱いが長時間の収縮が可能です。

出生直後はこの筋であり、生後3週目から筋線維の分化が進むと考えられます。

緊張筋は意識されずに、反射的に筋の緊張と弛緩を繰り返すもので、同時にその活動は、脳の活性を高めるのに重要な役割を演じています。すなわち緊張筋は、大脳からの指令を受けるのでなく、自分の方から大脳の方に情報を送り続けています。

また運動不足になるとすぐに衰える性質があります。したがって、歩行は走るのと違っておもに緊張筋を使い、脳の活性を高めたり、ストレス対処に大変有用であると考えられます。

自然運動——疲れがとれ、気持ちも落ち着く

20代後半の頃、私は「自然良能誘起法」という民間療法を体験したことがきっかけで自然運動を行うようになりました。

自然良能誘起法の自然運動は、トランス状態（ぼんやりした状態）で、身体を自然に動かし、あるいは自然に動き、体のバランスがとれていくというものです。本能的運動ともいえます。

この運動を行うと、疲れもとれ、体調もよくなり、気持ちも落ち着くなどの効果が認められました。それ以来、今日まで自分の健康管理に応用し

ています。

この「自然運動」と類似の本能的運動は、ヨガ（本能法、自然体操）、禅（寝禅）、気功（自発動功）、整体法（野口整体）、民間療法（岩田氏本能法）などの中にもあり、同じ系統の操体療法と考えられます。

自然良能誘起法の自然運動は、自宅で自分だけでも実習できると思います。慢性病の人、半健康な人など幅広く、やってみようと思えばほぼ誰にでもできます。高齢の方、病気がちで健康を増進したい人、身体に麻痺のある人および自律神経失調症、うつ状態などのストレス病などにも適しています。

◆自然運動の、実習の場所と服装

ある程度動いても物にあたらない場所で、静かな環境で行うとよいでしょう。服装は、金具などついていない体操服がよいですが、普段着でもできます。

実習の時間は、朝の起床時や就寝前が適しています。その他の時間では、なるべく空腹時が適しています。

実習時間の目安は30分ぐらいですが、体調などにより短くても、長くてもかまいません。大切なのは実習した後、気分や体調がよくなることです。回数は、一日に1～2回が一般的ですが、気の向いたときだけ行うのでもかまいません。疲れたときなどに行うと疲労を回復します。できる限り毎日、規則的に行いましょう。

◆自然運動の方法

①普通、座位で始めるが、この場合でも一番楽

な姿勢で座る。寝た状態で始めてもかまわない。

②目は軽く閉じる。

③数回呼吸をする。

④徐々に全身の体の力を抜いていく。首の力、左肩、右肩の力、背、腰の力、全関節の力を、動きながら、ゆすりながら抜いていく。次いで、のびのびと動きたいように動いていく。自分の身体感覚にしたがって、自由に動いていく。一般には自然に運動がとまるまで続ける。その後数分間、全身の力を抜いた状態になり、最後にゆっくりと起き上がる。

◆自然運動の特徴

赤ん坊が手足、身体を無心で動かしているようなことを、何も考えずにするという感じです。あるいは、犬や猫などの動物が、身体をひねらせたり、ふるわせたりして体のバランスをとる動作を行っている感じです。また、我々が無意識に笑ったり、あくびをする動作と類似の動きです。

このような自然な動きが出やすく工夫された方法が自然運動です。

運動はその人の状況に応じて、ほとんど動かなかったり、すごく激しい動きになったり、お腹をもんだり、頭を手でたたいたり、時には泣いたり笑ったりする動作が出ることがあります。このように自然運動は自然な、単純、素朴な運動ですが、教えられ、体験しないと、一生この運動の存在に気づかないことになるといわれています。

ストレス解消作用、免疫力の向上、体のコリや歪みの是正、内臓機能強化などの効果があります。その他、若返り、美容、習い事の上達が早い、勘がよくなり事故が少なくなる、などの効用があります。

要するに、心身ともに体調をよくするといえます。腰痛、肩コリが一度の実習で改善することもよくあります。

運動中は、無心となり、自然の流れに身をまかせる気持ちが必要です。いろいろなことが頭に浮かんできても、それを流すよう、意識的にあれこれ考えないようにします。

運動中、「あるがまま、あるがまま」「自然に、自然に」「治った、治った」、「有り難い、有り難い」などと暗示をかけるのも効果的でしょう。

この実習を続けると一時、倦怠感など好転反応が表れることがありますが、実習を継続することで大部分は解消していきます。

第5章

少食療法を補助する方法「皮膚に刺激を与える」

皮膚について

皮膚の生理的作用として、身体保護・体温調節・排泄・皮膚呼吸・血液循環などが挙げられます。その他、感覚器（触覚・圧覚・痛覚・冷覚など）としての働き、日光を受けてビタミンDをつくることなど、人間の健康にとって大変重要な働きがあります。

一方、最近、厚着の習慣などで皮膚機能が衰えやすく、不健康の一因になっています。

ここでは、皮膚機能を高める方法として、西式健康法でよく行われる温冷浴、大気療法（裸療法）、と日光浴を紹介します。

温冷浴——体液をアルカリ性に傾け、自律神経のバランスをとる

温浴と水浴とを交互に行う入浴法です。温浴によって体液をアルカリ性にし、冷浴によって酸性にします。同時に温浴は副交感神経を、冷浴は交感神経を刺激します。ふたつの入浴法を交互に行うことで体液は中性に、自律神経は交感神経、副交感神経の拮抗状態を維持できます。

◆温冷浴の方法

水風呂と湯の風呂のふたつを備え、水と湯に交互に入浴します。水風呂から始めて、水風呂で締めくくるのが原則です。

まず水の方へ1分間、次に湯に1分間と、水と湯を交互に繰り返し、最後に水1分間で上がりま

す。通常、水風呂に５回、湯の風呂に４回入るのが基本です。すなわち次のようになります。

水（1分）→湯（1分）→水→湯→水→湯→水→湯→水。

水風呂から始めるのが原則ですが、慣れない人は寒い季節、湯の風呂に先に入って温まってから、水風呂に入ってもかまいません。

水風呂の水温は15℃程度、温浴の湯は41～43℃程度が適温です。水風呂の水が冷たくて入りにくい場合、25度℃程度までなら水温を高めてもかまいません。

水風呂用の浴槽がない場合は、シャワーを代用することもできます。その場合、足先に３秒、膝下に３秒、へそ下に３秒、左肩に３秒、右肩に３秒、さらにこの左肩、右肩に３秒ずつを２回くり返します。

冬の温冷浴で、入浴後に寒く、震えが止まらない時は、最後の湯の風呂に５～10分入って、次に水風呂に10秒入ってから上がるとよいでしょう。

また、冷浴すると寒くてたまらないという場合は、温浴の後に外で1分間、肌を冷気にさらす方法もあります。

◆温冷浴の注意点

・温浴と冷浴の合計が５回以下は効果が少なく、11回以上はかえって疲れることがある。

・動脈硬化の恐れのある人の場合は、水温30℃と湯の温度40℃（温度差10度）から始め、徐々に本来の水温や湯の温度に（温度差27度）に近づけるとよい。

・一般に（特に病弱者の場合は）、まず手首足首の先の部分に水をかけることより始め、次は膝下の部分におよび、さらに太ももの付け根まで実行して、馴れてから全身温冷浴に移行する。

・自分の体力、体調を考え無理をしないよう、時間をかけ徐々に正規の温冷浴の時間と回数に近づけるようにする。砂時計があると便利。

・温冷浴を全部するのがつらいようなら、風呂に入る前後に水シャワーをしたり、あるいは最後だけでも水シャワーをするとよい。

・重症慢性疾患の人は行わない。重い高血圧、心臓病、肝臓病、慢性腎不全の方、また酔っているとき、熱があるときなども同様。

◆温冷浴の効果

疲労回復に顕著な効果があります。その他、美肌、皮膚を鍛える、風邪をひきにくくする、冷え症などに有効です。

また、慢性疾患の改善に効果があります。たとえば神経痛、リウマチ、頭痛、糖尿病、肝臓病、アトピー性皮膚炎、循環器疾患、貧血、うつ病、神経症、心身症など。

皮膚の動静脈吻合枝（グローミュー）の働きが活発になるため、血行がよくなり、内臓機能も高まります。

コラム **グローミュー**

一般の人は「グローミュー」という言葉になじみがないでしょうが、これは「動静脈吻合」とか「AVシャント（shunt＝短絡路の意味）」「副血行路」「バイパス」などともいわれます。

栄養と老廃物、酸素と二酸化炭素の交換は、毛細血管を通じて行われ、それによって細胞は生命活動を営むことができます。

ところが、冬の冷たい水の中に入るなど、寒冷にさらされると、毛細血管は収縮し、血液は流れなくなります。だから、冷たく、寒いわけです。しかし、血流が途絶すると困りますが、そこでグローミューの登場です。毛細血管が閉じると、グローミューが開き、血液は細動脈と細静脈を行き来します。

つまり、グローミューは迂回路で、血液はこの迂回路を通り、全身を巡るわけです（図12）。

このグローミューは、砂糖、アルコールなどの過剰摂取や暖衣飽食の生活によって、萎縮し、さらには消失します。

一方グローミューを発達させるためには、断食療法や生菜食療法、温冷浴、裸療法、毛管運動、ビタミンCなどが有効であると、西式健康法では奨めています。

そしてグローミューを発達させることにより、脳卒中、がん等の予防、赤ら顔、赤鼻、静脈瘤、冷え症などの改善に有効です。

また潜在意識が磨かれ、自分の大望が実現しやすいとも言われています。

図12　グローミューと毛細血管の拡大図

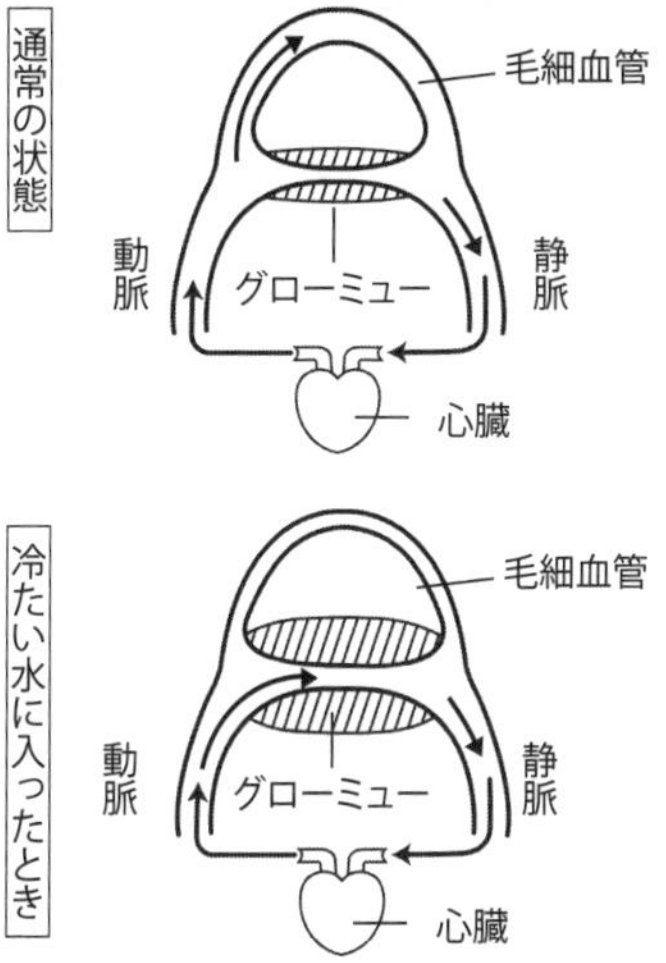

裸療法――皮膚を丈夫にし、疲労を取る

フランスのローブリという人物が考案しました。着衣と脱衣をくり返します。「大気浴」「風療法」などともいわれます。

皮膚表面にある静脈に伸縮運動を与えることで血液循環を活発にして、静脈の流れを促進するための方法です。西式健康法の代表的な療法のひとつです。

自律神経のバランスをはかり、皮膚を丈夫にします。疲労がなくなり、心身ともに爽快になります。体内に発生した一酸化炭素を解消する働きがあります。乾布摩擦と違い、皮膚の弱い人も安心して行うことができます。

「部屋を開放して裸になる時間」と、「部屋を閉じて衣服を着ている時間」を交互にくり返します。

◆裸療法の方法

窓を開放し、新鮮な空気のもとで、裸になって全身を空気にさらし（空気浴）、規定の時間を経過すれば、今度は部屋を閉じ、毛布やドテラなどを着て温まります。そして再び空気浴をしてから、さらにまた衣服を着て温まります。

このようなことを、次のA表のような時間割で繰り返します（図13）。

一日の時間帯のうちでは、日の出前と日没後が適しています。季節に関係なく、1年中行いますが、効果が高いのは3月、4月、5月、10月、11月、12月です。

初めて行う場合は、120秒まで行うと風邪をひくことがあるので、B表の通りに行います（図

図 13　裸療法の目安時間

A表

裸の時間	温まる時間
２０秒	６０秒
３０秒	６０秒
４０秒	６０秒
５０秒	６０秒
６０秒	９０秒
７０秒	９０秒
８０秒	９０秒
９０秒	１２０秒
１００秒	１２０秒
１１０秒	１２０秒
１２０秒	着衣でしばらく休む

B表

1日目	２０秒より始めて７０秒で終わる
2日目	２０秒より始めて８０秒で終わる
3日目	２０秒より始めて９０秒で終わる
4日目	２０秒より始めて１００秒で終わる
5日目	２０秒より始めて１１０秒で終わる
6日目以降	２０秒より始めて１２０秒で終わる

出典：『西医学健康原理実践宝典』

13）。

◆安全に効果的に行うためのコツ

・裸のときは下着を脱いで全身を空気にさらすのが効果的だが、通気性のある下着を着用してもよい。着衣の時は汗をかかない程度の厚めのドテラや毛布を選ぶ。

・裸になっているときは、金魚運動、毛管運動、その他の運動をしたり、手で皮膚を摩擦するのも効果的。一方、着衣中は安静にする。

・原則として、一日2回、日の出と日没前に行うが、どちらか1回だけでもよい。その日の都合によっては、決まった時間に関係なく行ってもかまわない。どうしても時間の都合がつかない人は、裸のまま20分ぐらい雑事や運動をするのもよい。

・虚弱体質を改善したり、がんなどの難病を治したりするためには、一日3回から11回行う。

・食後に行う場合は、食べ終わって30～40分程度後にする。

・着脱の時間を計るのにタイマーや録音テープを利用すると便利。

◆裸療法の効果

疲労回復、風邪の予防に役立ちます。ぜんそく体質、肺結核、虚弱体質、肝臓病によく効きます。これらの体質改造には、一日3回以上行うとよいといえます。がんの予防にも有効と言われています。

日光浴——健康維持や精神衛生に大変重要

太陽光を浴びることは植物にとっては光合成の上で重要な意味を持ちますが、それは植物にとどまりません。動物の場合でも、身体の成長や代謝に必要な物質の合成を行うなどの意味があり、適度な日光浴は健康維持や精神衛生の上でも大変重要です。

ところがその反面、過度の日照は体温の過剰な上昇から熱中症（日射病とも）を引き起こします。また、日焼けも度を過ぎれば熱傷となり皮膚炎を引き起こします。紫外線の過剰照射は皮膚がんを引き起こし、そこまで行かなくてもシミや皺など肌の加齢に伴う劣化と同様のトラブルを招きます。この他、角膜・結膜炎、白内障の原因にもなります。ですから、上手に日光浴することが求められます。

ここでは、日光浴の効用や手軽にできる方法などを紹介したいと思います。

◆日光浴の3つの主要な効果

①赤外線効果……皮膚を通して、温熱、代謝を良くする。皮膚血管の拡張、血液循環が活発になる。鎮痛やデトックス（体内毒素除去）効果がある。

②可視光線効果（強い明り）……目を通してセロトニン神経の働きを活性化、それによって心身の調子を整える。セロトニンの働きが足りないと、うつ病、神経症、不眠症、自律神経失調症等になりやすい。

③紫外線効果……皮膚を通して、ビタミンDの生成をする。骨粗鬆症、がん予防になる。その他、体のさまざまな部分に作用する。

コラム　セロトニン

セロトニンは、神経伝達物質（脳内物質）のひとつです。睡眠、機嫌、記憶、食欲など人間の脳機能に対して影響する物質です。脳の活動を高め、気持ちを落ち着けたり、集中力を高めたりするなどの働きがあります。セロトニンが不足すると、うつ病、不安感、強迫観念、不眠などが引き起こされます。

セロトニンは、睡眠ホルモンと呼ばれるメラトニンの前駆物質です。

セロトニンの分泌は、朝太陽の光を浴びることによって活性化します。そして、日中も分泌され続けます。

昼間は活動の時間帯ですが、活発に活動できることにセロトニンが関係しています。日没頃にはセロトニンの活性は低下し、それと入れ替わりにメラトニンが分泌されます。

そしてメラトニンが活性化することによって、順調に眠りにつくことができます。

セロトニン神経の研究者である有田秀穂先生（東邦大学名誉教授）によると、セロトニン神経の活性化には、朝太陽の光を浴びることのほかに、次に述べる一定のリズムを刻む運動や食事が重要といいます。

●セロトニンを活性化する方法

①朝、太陽の光にあたること

②リズム運動

早足歩行、腹筋呼吸、咀嚼。ほかに、ジョギング、座禅、念仏、ヨガ、気功、発声（あいうえお等）、笑う（大きな声で）、体幹運動（腰をひねる、スイング）、水泳、カラオケ、ダンス。

③食事

・トリプトファン（セロトニンの原料）の豊富なもの……豆腐・納豆などの大豆製品。ごま、ヨーグルト、バナナなど。

・ビタミンB6（セロトニンの合成を助ける）……サンマ、イワシ、タイなどの魚、豚肉、レバー、小麦胚芽、玄米など。

・その他、糖質（脳のエネルギー源）……果糖、砂糖、ハチミツなど。

◆日光浴の効果的な方法

現代の生活は日光浴不足になりがちです。天気がよくて時間があれば外に出て、徐々に体を日光に慣らしていきましょう。継続することが大切です。

少なくとも週1回、天気がよい日を選び、屋外で、男性ならできればパンツ一枚で日光浴をすれば、骨粗鬆症などは予防でき、病気にかかりにくくなります。

風をさえぎった部屋や庭にゴザなどを敷き、のんびりした気分で寝そべればストレス解消にも大変有効です。

セロトニンを増やすには、朝は窓を開けたり外に出たりして、明るい光が目に入るようにします。

ビタミンDを生成するためには、昼間に直接日光を浴びるとよいでしょう。

紫外線の量は、特に季節と天候に左右されます。紫外線量が多い夏場は数分で良いですが、少ない冬場は30分以上あたる必要があります。

妊娠中や授乳期の女性や、子ども、虚弱体質、冷え症、うつ気味の人などは特に日光浴が必要です。

◆日光浴で注意すること

・夏場のような強い日差しの中では、急激に日光浴を行わないようにする。おもに紫外線による肌の発赤や火傷、シミや悪性の皮膚がんの誘発を避けるため。

・春や夏の強い日差しの中ではサングラスなどで目を保護する。少なくとも太陽を凝視してはならない。直射日光を目に受けると、視力が低下したり白内障などを引き起こしたりするリスクもある。

第6章

少食療法を補助する方法
「睡眠と休養」

睡眠の意義——よく眠ることは、よく生きること

私たちは、人生の約3分の1を眠って過ごすといわれます。睡眠は絶対に欠かせない生活習慣であると同時に、健康な生活を営むための不可決な本能的活動ともいえます。

睡眠の役割は、疲労回復、ストレス解消のほか、身体の成長や、免疫力の向上、記憶の定着など多岐におよびます。よく眠ることは、よく生きることといってよいでしょう。

日本人の睡眠時間は年々短くなってきています。

現代の生活は、交代勤務や長時間の通勤や労働、受験勉強のために睡眠時間が減っています。加えて、娯楽に熱中した結果として夜型になるケースなど、体内時計の変調を引き起こす要因であふれています。特に最近、インターネットが発達し、それによって睡眠時間が短縮する傾向が顕著のようです。

さらには、単なる睡眠不足に留まらず、睡眠の病気＝睡眠障害も増加の傾向にあるといわれています。睡眠障害には数多くの種類があります。

眠れないのは不眠症ですが、睡眠障害も眠れないことでは不眠症と同じです。

違うのは、不眠の背景になんらかの病気や環境要因が存在していることで、それらの原因が不眠に関係している場合は睡眠障害に該当します。要因となるものには、うつ病や統合失調症などの精神疾患や、脳、呼吸器、循環器などの疾患、薬物依存などがあります。

眠れないと思ったら、まずは快眠のための生活

習慣改善などを試してみましょう。それでも不眠や日中の眠気といった症状が1カ月以上続くときなどは、何らかの睡眠障害が要因として関係している可能性を考えてください。

特に原因はないのに眠れない場合の対策法

睡眠障害はないのに、よく眠れない場合、どうすればよいでしょうか。

まず、眠れないからといって、必要以上に神経質になることはありません。睡眠時間は8時間が理想的といわれてきましたが、人それぞれで違います。個人差に加え、季節、年齢などで変化するものです。そのことをしっかりと認識しましょう。

よく眠れないと思い、訴える人がいますが、実際は案外眠っているものです。要は日中に眠気に襲われ、困ることがなければ、睡眠は足りていると思われます。

睡眠に関しては、できるだけ早寝早起きがよいですが、職業や勤務などの事情から、規則正しく早寝早起きができない人も多いでしょう。その場合は、決まった就寝時刻に眠れないからと悩むよりは、眠くなったら寝ればよいと思えばよいでしょう。

ただし、起床時刻は毎日同じ時刻であることが理想的です。早起きして活動すれば、夜は早く眠れるようになるものです。逆に、遅くまで寝ていたり長い昼寝をしたりすると、眠れなくなる原因ともなります。

そして目が覚めたら、たっぷりと陽の光を浴びて体内時計のズレをリセットし、元気な一日を迎えましょう。

なお不眠に関しては、第11章「不眠症」の項もご参照ください。

骨休めの重要性

骨休めという言葉があります。これは「身体を休めて疲れを癒すこと」です。

人は直立二足歩行をするため、ほかの四足動物に比較し、骨格の筋肉や心臓の筋肉、骨髄などに負担がかかりやすいのです。ですから、長時間立ちっぱなしであると、心臓や頭の働きが弱ったり、骨髄での造血機能が止まったりします。

身体を立ててばかりいて、横になったり眠ったりする骨休めが足りないと、身体を支えるために膨大なエネルギーを使うことになります。そのため、免疫疾患などの病気にかかりやすくなったり、寿命が短くなったりするといわれています。

また、椅子に長時間座り続ける生活も、各種のがんや生活習慣病（糖尿病や心臓病など）のリスクを高めるなど、身体にとって非常によくないと国内外の研究により報告されています。

一方、横になったり、睡眠をとったりして骨休めすると、重力から解放され、筋肉や脳を休めることとなり、心臓や頭の働きがよくなります。また、骨髄の造血機能が働きやすくなります。

したがって日常生活でできれば時々横になって休むことは有用です。

特に昼食後などに頭を使わず20分程度骨休めをすることは昼からの仕事の能率をあげたり、健康増進にとって大変良いことです。すなわち、しっかり骨休めをすることは元気のもとといえましょう。

規則正しい生活は健康の基本

規則正しい生活はライフスタイルの基本であり、健康のための基本でもあります。不規則な生活の人ほど、体調を崩しやすいし、病気になりやすいといえるでしょう。

うつ病、パニック障害やその他、精神的に不安定な人は、睡眠などの生活リズムの乱れている人が非常に多いのです。

睡眠について具体的に挙げると、寝る時間や起きる時間がバラバラであったり、昼夜逆転の生活を送っていたり、睡眠時間が短い、あるいは逆に長過ぎるなど、不規則で、リズムが乱れています。

食事に関しては、食事時間や食事量がバラバラであったり、食べるもののバランスが悪く、お菓子などの甘いものや清涼飲料水が多い極端な偏食など、不適切なことが多いようです。

日常活動に関しては、運動や仕事などをほとんどしなかったり、逆にやり過ぎたりする場合も多いようです。

◆生活習慣が一定すると精神も安定する

一方、精神的に不安定であっても、食事、睡眠、運動や日常活動などの生活習慣を規則的に一定に保っていたら、徐々に精神状態も改善することが多いものです。

多くの精神科の病院などでも、食事時間、就寝・起床時間、作業・運動療法の時間などを、きちんと一定にして、それを毎日繰り返すことを基本にしています。

精神的に不安定な患者さんも、薬物療法などの作用以外に、集団で規則正しい生活を送ることで精神的に落ち着いてくることが多いようです。

けれども、日頃のストレスが規則正しい生活を送れなくしているともいえるでしょう。ですから、不規則な生活をしているから精神的に不安定になると、一概に言えない面もあります。

とはいってもやはり、徐々にでも規則正しい生活にすることが精神を安定させていくと考えられます。精神不安定な人は特に、睡眠、食事、運動・作業などの活動を規則的に適切に行うことで、精神療法、カウンセリングや精神安定剤などの薬同様、あるいはむしろそれ以上に精神を安定させる効果があると考えられます。

◆規則正しい生活の意義は日内リズムを保つこと

人間の身体には一日周期でリズムを刻む「体内時計」が備わっており、意識しなくても日中は身体と心が活動状態に、夜間は休息状態に切り替わります。体内時計の働きによって、人は夜になると自然な眠りに導かれます。

体内時計は身体のさまざまな生体リズムを調節しています。たとえば、血圧の日内変動、ホルモンの分泌、自律神経の調節なども、体内時計が刻む生体リズムです。この一日周期は日内リズムといわれます。このリズムが正常であれば、血圧、ホルモンの分泌、自律神経の調節などが正常に保たれるわけです。

そして、このリズムは、規則正しい生活をすることによって維持できます。不規則な生活を送ることで体内時計は簡単に乱れてしまいます。

つまり、規則正しい生活の意義は、日内リズムを正常に保ち、それによって、血圧の変動、ホルモンの分泌、自律神経の調節などが正常に機能することにあるのです。

規則正しい生活を送るうえで心がけてほしいことを挙げておきます。

・いつも同じ時間に起床。
・寝る2～3時間前は何も口にしない。
・できるだけ毎日同じ食事パターン（食事の回数、量、時間）にする。
・毎日同じ時間に寝る。
・少々生活リズムが乱れても気にしない。

◆一定の生活リズムが頭、身体、心のコンディションづくりに最も重要

地球物理学の世界的権威であった竹内均先生（東京大学名誉教授）は、テレビの科学番組に出演してお茶の間に親しまれ、また、科学雑誌『Newton』の編集長も務めました。その竹内先生は、徹底して規則的生活を送られていました。著書『頭をよくする私の方法』（三笠書房）で「規則正しい生活」について次のように述べています。

「生活リズムを一定にすることが『頭』『体』『心』のコンディションづくりにもっとも重要である」

先生は、日曜も祭日もとにかく年中、午前4時起床、午前6時朝食、正午昼食、午後5時30分夕食、午後9時就寝、その他の午前と午後の時間に勉強や仕事をするという早寝早起きの生活を守っていました。

食事時間と睡眠時間は一日の『句読点』であると考えています。

食事は、米、野菜、海藻、小魚中心の縄文時代人の食事で、間食はほとんどせず、また酒、タバ

コもしません。

運動に関しては30年来、一日5分間、500回の縄跳びを毎日欠かさず続けています。これを始めたきっかけは、この500回縄跳びにはゴルフ場を一日中ラウンドするくらいの運動量があることをテレビで聞いたからといいます。多忙で運動する時間が十分とれないためです。

そして、「このような規則的生活をすることが、体力と気力の源泉で、あまり病気をしたことがない」と述べておられます。

見事なまでの規則正しい生活です。一般の主婦や会社員の人たちは、竹内先生のように徹底した規則的生活をすることは難しいでしょうが、大変参考になると思われます。

コラム 体内時計のリセット

私たちの身体に備わっている体内時計は、一日24時間ではなく、24時間数分~数十分で、個人差もあります。地球が自転する周期は一日24時間ですから、体内時計はどんどんずれていくことになります。

ところが体内時計は、それをリセットします。人の体内時計の中心は、脳内の視床下部の視交叉上核という部位にあります。

体内時計は毎朝光を浴びることでリセットされ、一定のリズムを刻みます。

ですから、自然に即した規則正しい生活をし、朝は早起きをして太陽の光を浴び、体内時計を整え、生体リズムを調整することが大変重要なのです。

第7章

少食療法を補助する方法
「心身をコントロールする」

自律訓練法—ストレスの緩和、心身症などに効果がある自己催眠法

自律訓練法は、1932年にドイツの精神科医、シュルツによって体系化されました。自己催眠法であり、ストレスの緩和、心身症、神経症などに効果があります。

他者から誘導される催眠法と異なり、自分自身でいつでもどこでも行えることが特徴のひとつです。そのため今日では、神経症や心身症の治療のほか、日常生活の多様な場面で行うことのできるセルフコントロール法として用いられています。

この方法は、身体の調子がよくなる催眠を自己暗示によってもたらすものです。催眠状態の特徴は、「手足の力が抜けて重たいような、だるいような、心地よい感じがする」「手足の皮膚温度が上昇し、温かい感じがする」「呼吸や脈拍がゆっくりになる」といったものです。

◆自律訓練法の効果

心身の状態が安定し、下記の効果が得られます。

・リラックス状態になる。
・疲労が回復する。
・過敏状態が沈静化する。
・自己統制力が増し、衝動的な行動が少なくなる。
・身体の痛みや精神的な苦痛が緩和される。
・向上心が増す。

以上のような効果があることから、不安や緊張が関与している疾患の方に有効です。

◆自律訓練法の時の姿勢

次の図のように①仰臥姿勢、②安楽椅子姿勢、③単純椅子姿勢の３種類があります（図14）。

図 14　自律訓練法

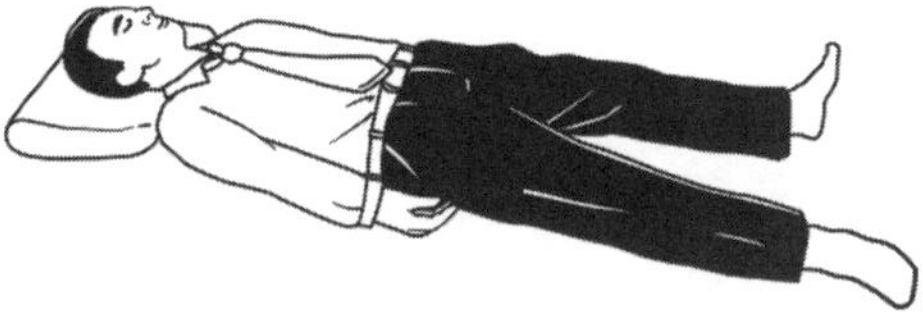

①仰臥姿勢
目は軽く閉じる。首の重みをかけやすいように、枕は深く使う。足は肩幅ぐらいに開き、足先は楽に外に向ける。

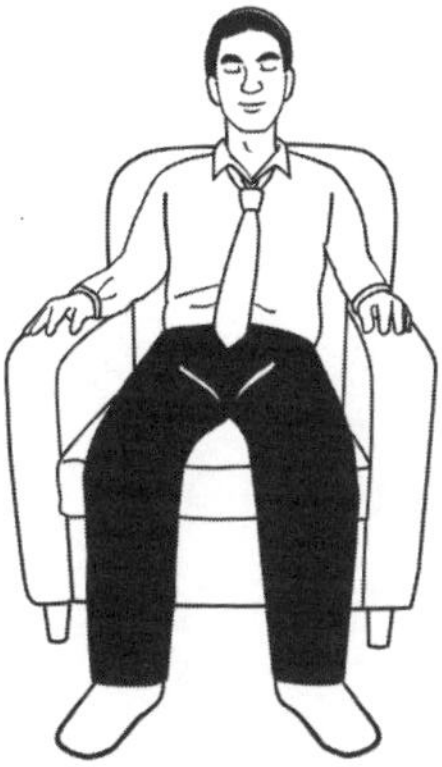

②安楽椅子姿勢
深く腰をかけて、上半身（頭も）背もたれによりかかる。

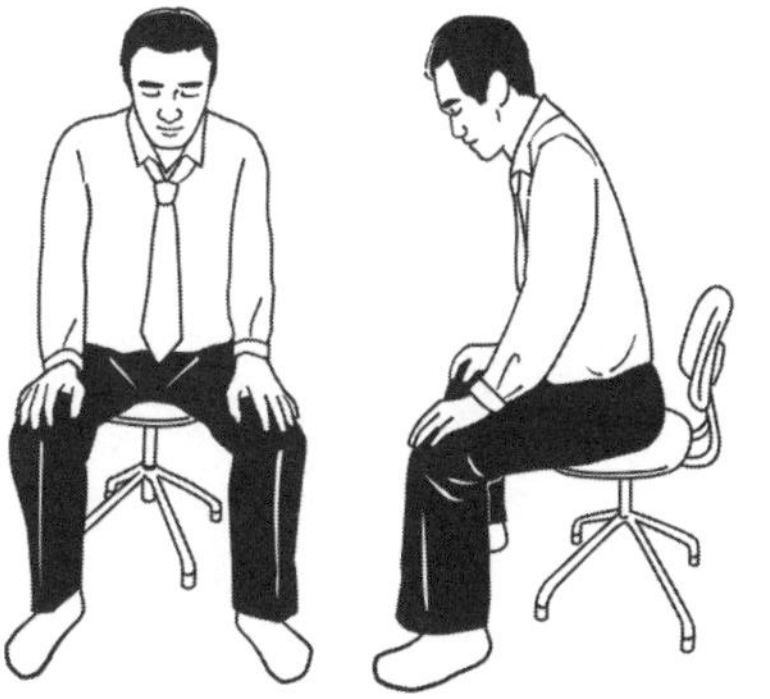

③単純椅子姿勢
両足は肩幅ぐらいに開く（左図）。
やや前かがみに首の力を抜く。
背もたれがあっても、もたれない（右図）。

◆言語公式と練習の進め方

自律訓練法は、軽く目を閉じた状態で、決まった言葉（言語公式）を呪文のように唱えます。声は出さずに心の中で繰り返すようにします。

言語公式には次の7種類があります。

①背景公式「気持ちが落ち着いている」
②第1公式「両腕、両脚（あし）が重たい」
③第2公式「両腕、両脚（あし）が温かい」
④第3公式「心臓が静かに規則正しく打っている」
⑤第4公式「自然に楽に息をしている」
⑥第5公式「おなかが温かい」
⑦第6公式「額が心地よく涼しい」

背景公式は時間をかけずに4～5回くり返すうちにスタート時点での気持ちの状態（落ち着いているとかイライラしている）を確認したら、第1公式に進みます。

第1公式以降は、2～3分でそれぞれの反応（重たい、温かい）が出るようになったら、次の公式を付け足していきます。訓練を一日3回ずつコツコツ行うと、第6公式まででも2～3分でできるようになります。

どのくらいでできるようになるかは、個人差がありますが、第2公式までを2～3週間でクリアーされる方が多いようです。第2公式までできるようになると、緊張がほぐれ、リラックスした状態を体験できるようになるといわれています。

指導者がいない場合の練習では、第2公式までにとどめておきます。

練習は、朝・昼・夕・就寝前と、一日に3～4回、1回につき5～10分ほど行います。場所は静かで明る過ぎず、適温が保たれているところ、つまり体に注意が向くような環境が理想です。服装については、自宅であればパジャマなど、職場や外出先なら靴を脱いだりネクタイをゆるめたりして、リラックスしやすい工夫をします。

訓練を終える前に、必ず消去の動作をします。

両手を握ってこぶしをつくり、それをパッと開きます。その動作を何回か繰り返し、両手に十分な力が戻ったら、両腕を何度か曲げたり伸ばしたりします。腕全体に力が戻ったら、全身を大きく伸ばし深呼吸します。そして静かに目を開けます。

自己調整法（瞑想法）
——自律訓練法を日本人向けに改良

自律訓練法には、習得するのに時間がかかるなどの問題点があります。自己調整法は、自律訓練法の持つそれらの問題点を解消し、座禅の三調（調身、調息、調心）を加味し、日本人向けに改良したものです。九州大学名誉教授の故池見酉次郎先生が考案されました。

ちなみに、調身とは身を調えることで、調息とは呼吸を調えること、調心とは心（精神）を調えることです。

自己調整法は、自律訓練法より自然に、より早く、セルフコントロールの要領を覚えて、日常生活の中で活用しやすいように改良されています。生活禅（日常生活の中で実行できる禅）の一種です。

自己調整法の効果としては、ストレス解消効果のほか、自分の体や感情、性格のひずみへの気づきが深まるといわれています。続けて行うことによって精神的に落ち着いてきます。

◆自己調整法の実際

椅子にかけて姿勢を正し（調身）、両手のひらを両大腿の上に置いて、調息法を行います（図15）。その上で、大腿から両方の手のひらに伝わってくる温感と両足裏に感じられる床との接触感に、自然な注意を向けます。

この方法を日常のセルフコントロールとして活用する場合には、毎日1回、できれば2回、時間にして合計10分から15分ほど実習するようにします。

時間がとれなければ3分でも5分でもよいでしょう。

呼吸は特別のはからいなく、自然のままがよいですが、ただ一つ「吐く息はできるだけ長くするように心がけること」が大切です。

呼吸法──意識的に調整することで心身を安定

呼吸は不随意に調整されています。つまり思いのままになりませんが、一方で随意に調整することもできます。意思でコントロールすることができるのです。

不安をはじめ精神が不安定な時、呼吸が乱れると言われますが、逆に呼吸を意識的に調整することによって心身を安定させることができます。

呼吸法にもいろいろな方法がなされていますが、腹式呼吸が一般的です。ぜひ紹介したい呼吸法に、禅の大家である森崎善一氏考案の腹式呼吸法をベースにした「吐き切る呼吸」があります。気持ちが落ち込んでいる時、不安を感じた時など、この呼吸法を行うと心が軽快していきます。一日

図15 自己調整法

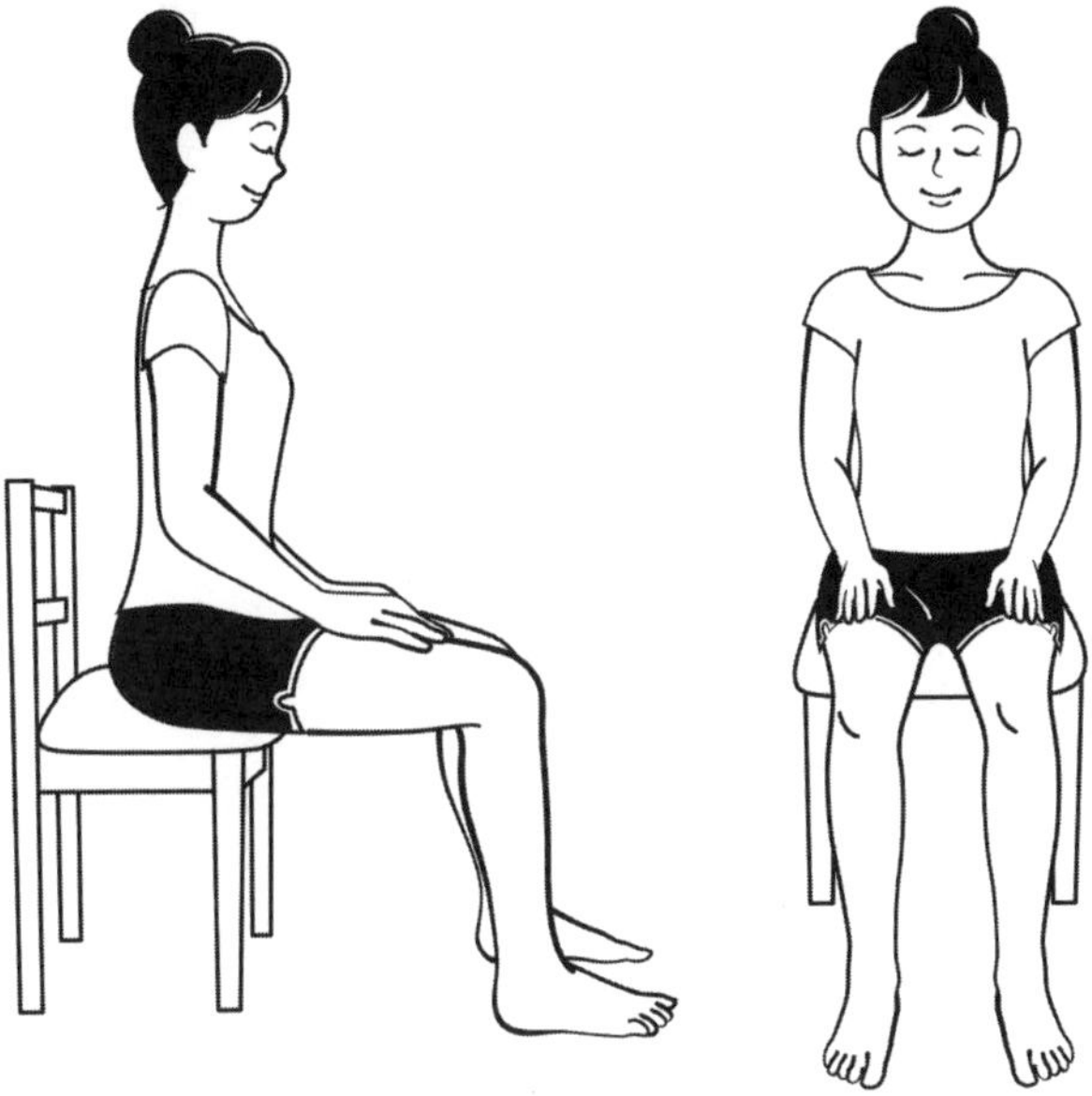

①椅子に腰かける（椅子の前半分ぐらいに）。
②お尻を後ろに出す。
③腰骨の中心を前に出す。
④頭と背筋をまっすぐに伸ばす。
⑤両足は肩幅ぐらいに自然に開き、足の裏はぴったり床につける。
⑥両手を両方の大腿の上にぴったりのせる。
⑦肩の力を抜く。
⑧アゴをひき、静かに目を閉じる。
⑨下腹に心持ち力を入れる。

に何度行ってもかまいません。手軽に活用してみてください。

◆吐き切る呼吸の仕方

次の手順で行います。

①まず、口先を笛を吹くようにして、静かに大きくゆっくり、深く吐き切る（この場合腹は小さく引っ込む）。そして、少し間《ま》をとる（3秒くらい）。

②吐き切ると、吸い込むことは考えなくとも下腹部が大きく動いて、外から大気がどっと入ってくる。その大気を鼻から深く下腹に向けて吸い込む（この場合腹は大きく張り、前に出る）。少し間をとる（3秒くらい）。

③吸いこんだ息は、さらに吐き切る。これを随時、静かに続ける。

呼吸について補足すると、吐く息を静かに深く出して、これが10秒程度、吸いこむときは5秒程度と思うとよいでしょう。この呼吸法によると、1呼吸（吐いて吸う）が15秒程度で、1分間におよそ4〜5回程度の呼吸数になります。ただし、以上のことにあまりとらわれず、自分に適合した方法で自然にするのがよいといえます。

この呼吸法を一度に5回でも、10回、50回、100回でも、体調に合わせて何度も行います。随時、思い出したら朝でも夜でも、就寝前でも、日中仕事時でも、3分でも10分でも自由に一日何回でも実行してかまいません。

◆吐き切る呼吸の活用法

「吐き切る呼吸」は、座ってだけでなく、横になっているときにも行えます。職場で机についているときも、立っていても、歩いているときにも行えます。どんな場所でもできますが、排気ガスの多いところは避けましょう。

一般には、目は軽く閉じて行いますが、ただし、外で立っていたり、歩いていたりする場合はその限りではないことはいうまでもありません。

座って行うときは、腰椎を伸ばしてまっすぐにし、上体を軽く前後左右に揺すって身体の重心がちょうど臍と臍の真裏の第三腰椎と肛門の中心にくるようにし、肩や腕の力を抜いてリラックスした姿勢をとります。両手をみぞおちに当て、体を折り曲げながら体内の汚れを吐きだすつもりで息を口から吐いてもかまいません。

気分の落ち着かないとき、不安なとき、何か緊張が続くとき、体調の良くないときなど、つとめて実行するよう、お奨めします。この呼吸で心が落ち着いて、気が楽になり全身が爽快になります。また、疲れているときは、体を投げ出し全身の力を抜き、無心で何回でもこの呼吸を行うと疲労が早く回復します。

◆呼吸法の効果

呼吸法には、次に挙げるような効果があります。

・肺により多くの酸素を取り入れ、肺胞でのガス交換を促進する。
・吸気は鼻腔内の神経末端を刺激し、神経系を落ち着かせる効果がある。
・息を大きく吐くと、副交感神経が働いて、血圧は低下し、気持ちが明るくなる。
・呼吸と感情は密接な関係にある。緊張したり不安になったりすると、呼吸は速くなったり、リズムが乱れたりする。逆に、呼吸を意図的にゆっくり大きくすると、気持ちは落ち着く。

立腰道──身を起こすと、精神が鍛えられ、心身の健康につながる

立腰道《りつようどう》は、哲学者、教育者の森信三先生が提唱されました。森先生は、神戸大学の教授として教鞭をとられ、教育界に多大な影響を与えられた方です。

先生の理論は実践から生まれた具体的なものが主で、立腰論（立腰道）はその典型の一つです。立腰とは、「腰骨を立てる」姿勢を常時保つことで、これは「人間に性根を入れる極秘伝」なのです。

「『立腰』は、主体性の確立の根本基盤、心の集中と持続そして実践力を身につける決め手であり、人間教育の決め手、21世紀に対する民族の構えとして、不可欠の道である」と、森先生は述べられています。心身一如の考えに立ち、「心を立てようと思ったら、まず身を起こしなさい」と教えています。立腰が身につけば、精神が鍛えられるとともに、丈夫な身体づくりにもつながり、一生健康に過ごすことができます。

『性根の入った子にする〝極秘伝〟立腰教育入門』（寺田一清編。不尽叢書刊行会）を著され、立腰教育の普及・啓発に努められました。立腰は、心と身体の健康のために、自律訓練法や自己調整法などよりも、方法が難しくないことも長所のひとつです。

◆立腰のコツ

立腰は次のような要領で行います（図16）。

図16 立腰道

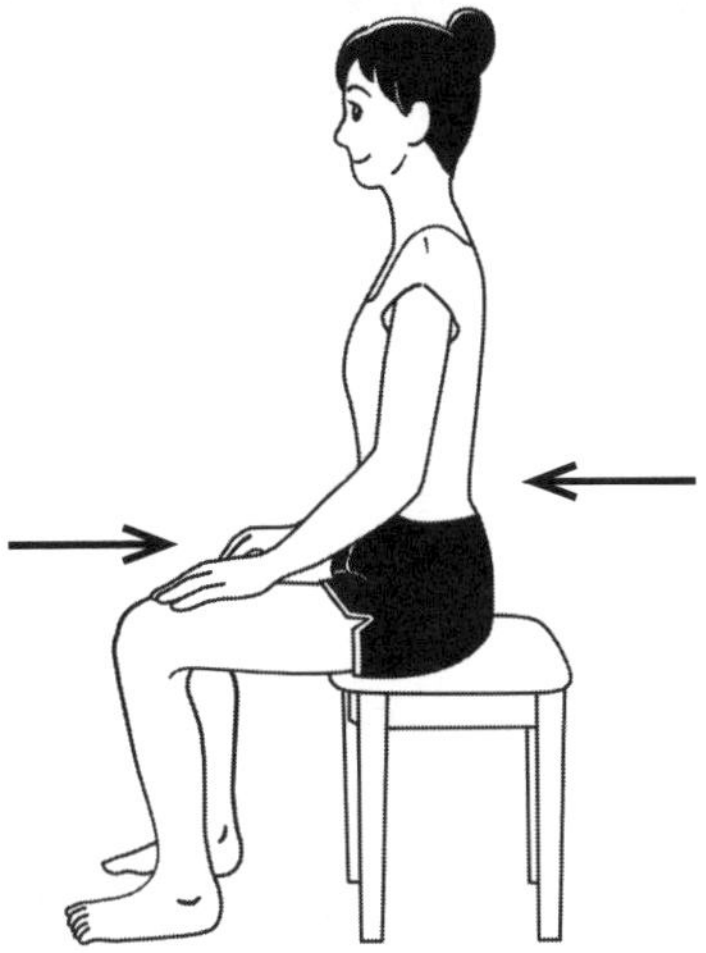

①お尻を思い切り後ろにつき出す。
②反対に腰骨をウンと前へ付き出す。
③そして軽くアゴを引き、下腹に心もち力を入れる。

森先生は、立腰を習得するのに毎朝、次の十息静座法を実行することを奨めておられます。この十息静座法は、最初はまず自分一人で行います。ただし、適当な指導者がおられたら、指導を受けると正しい方法が早く身につきます。

◆十息静座法（3〜5分間静座）

10回（3〜5分）呼吸する間、静座瞑目します。息（吐く、吸う）はできるだけ長くします。

①両足の土ふまずを深く重ねて座る。
②膝頭を男性はこぶしふたつ半、女性はこぶしひとつぐらいあける（ただし坐った場合）。
③まずお尻をしっかりと、できるだけ後ろに据える。
④その上に腰骨をシャンと立てる。
⑤さらに下腹に力を入れる。

⑥最後にアゴを軽く引いて肩の力を抜き、目を閉じる。

前出の池見先生は、著書『肚《はら》・もう一つの脳 究極の身心健康法』（潮文社）で、立腰道について次のように述べられ、推奨されています。

「（森信三）先生の『立腰教育入門』を一読して、私が長い間求め続けてきたセルフコントロール法の秘伝が、簡潔な立腰道の中に凝縮されているのに感嘆しました。東洋の坐禅や静座法のエッセンスが本法の中に見事に抽出されており、まさに、いつでも、どこでも、だれでもが、日常生活の中で実行できる方法になっております」

私も、歩くとき、坐るときなど、折にふれて立腰を意識的に実行し、心身の疲労回復に役立てています。忙しい現代人にとって、習得するのに比較的時間のかかる自律訓練法や座禅などの心身コントロール法などより、立腰道は、日常生活の中で活用しやすいと感じています。今後、治療や健康増進のほか、容姿や人間教育などの観点からも注目に値するものと思います。

作家の五木寛之さんは腰痛持ちでいろいろ工夫された結果、腰を曲げる時など腰に大きな負担となるので、「腰は曲げるな、腰は折れ」と言っておられます。そして洗面所で顔を洗う時は、スクワットのように膝を曲げて、腰は伸ばしたまま落とす。どうしても上体を曲げてしまう場合、腰を伸ばしたまま、骨盤から曲げるとよいと述べられています。

このように、腰痛にも腰を伸ばすこと（立腰）は役立つようです。

第8章

少食療法を補助する方法「気持ちを楽にする」

森田療法――あるがままを受け入れる日本で開発された神経症治療法

森田療法は、日本で開発された神経症の治療法ですが、人間の悩み全般の解決法とも言えます。症状をとることを目指さないなど、従病主義や禅とも共通性が多く、非分析的な心性をもち、実践を重視する日本人に適した治療法と考えられます。

私自身も森田療法を応用した生活を取り入れ、患者さんの心理指導にも大いに役立てています。

この「森田療法」は、森田正馬《まさたけ》氏（1874―1938年）が1920年頃に創始した、神経質（症）に対する訓練指導による精神療法です。臥《が》褥《じょく》療法・作業療法・体験療法・家庭的療法などの別名で呼ばれるように、行動中心の技法を備えています。

森田氏は自宅を施設として解放し、入院治療をしていました。そこで行った療法が原法で、原法は40～60日をめどに次の4期に分かれます。

第1期……絶対臥褥（床）期（4～7日間）
第2期……軽作業期（1～2週間）
第3期……重作業期（1～2週間）
第4期……生活訓練期（社会復帰準備期、1～数週間）

◆訓練によって「あるがまま」を受け入れられるようになる

森田療法で目指されるのは、自らの「あるがまま」を患者が受け入れられるようになることです。

自分の意のままにならない症状や不安などの気分をどうこうしようとせず、それをあるがままに受け入れる一方で、自分の力でできる日常生活に必要なことを、必要に応じて行っていくことに主眼があります。そしてその根底には、「健康人らしく振る舞っているうちに健康になる」という考えがあります。

森田療法はその後、広まっていき、現在、森田療法を行っている施設（医療機関）は全国にあります。治療方法は、軽症の場合には通院治療で、重症の場合には入院療法があります。

◆森田療法を日常生活に生かすには

森田療法の「あるがままに」という考え方は、そうした日常生活に生かすことができます。では、どのように活用すればよいでしょうか。具体的に説明します。

・恐怖、不安、苦痛などがあっても、自分の現在やるべき仕事を不完全でも、精一杯行う。考えてばかりいず、体を動かし実行することが大事。その結果、恐怖、不安、苦痛などはあまり気にならなくなる。
・弱気でとても会議ではしゃべれないからといって、会議をすっぽかすのでなく、しゃべらなくともよいから、不安を抱えたまま、とにかく参加する。外形をととのえるわけで、そうすることが大事。
・勉強や仕事をしたくなくとも、勉強や仕事をしなければならない時間がきたら、とにかく机の前に座る。そうすることによって、自然に心が勉強や仕事に向かう。
・自信がなくとも大きい声で話す。声を出すから元気になり、自信もつく。
・倦怠感があると、うつむき、背中を丸め、とぼとぼと歩くもの。人と口も聞きたくないだろう。しかし、こういうときこそ、意識して姿勢を正して歩き、自分から進んで話をする。その結果、元気に、活動的になる。

・うつ的な気分のときは、おしゃれをする気になれないもの。身繕いは気分を反映するので、服も地味なものを選んでしまう。でも、あえて派手な衣服を着よう。その結果、気分が明るく、活動的になる。

・うつ的な気分のときは、笑顔が出にくいもの。微笑んだり、笑ったりする気分ではないだろう。でも、笑顔をつくろう。そうすると、気分が明るくなる。

・愚痴は行動を鈍らせ、仲間を悩ませるだけ。愚痴は慎もう。

従病主義——病とともに力まないで生きる

病気とのつき合い方について、「従病主義《しょうびょう》」という考え方と対処法があります。

病気は、大きくは次の3種類に分類できます。

①急性疾患や外傷などのように治療や養生で短期間に治っていくもの。

②がん、アレルギー、リウマチ、生活習慣病、うつ病などの慢性疾患のように治りにくい病気。

③いろいろな治療や養生をしても治らない病気。

3つのうち、①の短期で治りやすい病気に対しては、闘病的態度、つまり「病と闘う」という態度で臨み、しっかりと治療や養生をすればよいでしょう。

問題は、②の慢性疾患など治りにくい病気や、

③の治らない病気の場合です。

こういう治りにくい病気に対して、病気は治さなければいけないものと考え、むやみに闘病的になることは、かえってストレスを増します。病気の経過にもよくない影響を及ぼすだけでなく、疲れ果ててしまい、一生を棒に振ってしまうことも少なくないようです。

「闘病」よりむしろ、「従病」すなわち、適当な養生をしながら生き甲斐を求め、「病とともに、力まないで生きる」心構えで向き合ったほうが病気の改善にもよい影響を与えると思われます。

◆慢性病の改善によい影響

従病主義は、日本人間学会理事長、米国ロゴセラピー協会理事をされていた医師（実存心身医学）の高島博先生が病気への向き合い方として提唱されました。

従病とは、「完治を目指して病気と闘うのではなく、ある程度の社会生活を送れるならば、その病気と共存していこうという考え方」です。難病や慢性疾患が増加している現代において大変重要な考え方であると思います。

仏教でも、従病主義と類似点の多いとらえ方をしています。

仏教では、人間はさまざまな業《ごう》を背負って生きており、四百四病《しひゃくしびょう》を体の中に抱えていると考えています。ある意味で、生きている人間はすべて病人であり、病、苦しみに「耐え抜く」ことが大切であると考えます。

良寛禅師も、「災難に逢時節《あうじせつ》には、災難に逢がよく候」と、あまり病気や健康を気にし過ぎず、とらわれない精神が大切であると説いています。

ここで高島博先生の体験を紹介します。先生は、元来人並み以上の体を持ちながら、36歳の時に罹った結核がもとで、胸郭成形術を受けました。その結果、左肺を失い、脊椎は「S」の字のように湾曲しました。そのうえ治療のために使われたストレプトマイシンの副作用で第8脳神経が障害を受け、ひどいめまいに悩まされ、同時にうつ病になりました。その後めまいはやや軽くなりましたが、歩く時には平地が日常的に揺れ、船の上を歩いているような状態が続いたそうです。

けれどもその後、不自由な体とうまくつきあい、日々の診療を行うとともに、70歳以降に人間学的心身医学を確立したり、書物をアメリカで出版するなどの重要な仕事を行っています。

そして脳の活力にとって、どんな状況であっても、自分なりの目標を設定し、それに到達しようとする意欲が重要であると述べておられます。

慢性疾患や難病が増加している今日、私も日常、診療を行う中で、「病と共に生きる（仏教では同治《どうち》という）」という考え方で病と向き合い、生き甲斐を求めながら人生を充実させることが特に必要であると感じています。

笑いと笑顔──自然治癒力を高める

笑いはストレス解消や病気の予防や治療にも有効で、最近は笑いの学会なども設立され、学問的にも注目されています。笑うことによってナチュラル・キラー細胞（免疫細胞）の働きが強まります。つまり、自然治癒力が高まると考えられています。

また、笑いは心拍数、血圧を上昇させ、呼吸を盛んにし、酸素消費量を増やします。運動するのと同様な効果があるわけです。

本当におかしくなくとも、笑顔をつくるだけでも免疫機能はあがるといわれています。だから、毎日一回鏡に向かって笑顔を作る練習をすることなども効果的です。

さらには、笑いはストレスに対抗するのに役立つ道具でもあります。苦しいときにこそ、ユーモアや笑いを忘れないように心がけたいものです。

◆笑いの効用

笑いには、次に挙げるように、心身にさまざまな効用があります。

まずは精神面です。

・笑いはカタルシス（心身の浄化）、ストレス解消になり、便秘や胃腸の痛みなどが改善される。精神的な癒しの効果もある。

・コミュニケーションを潤滑にし、人間関係を豊かにし、仕事などの能率をアップさせる。

・脳波にアルファ波が多く現れ、集中力、記憶力が高くなり、仕事などの能率をアップさせる。

・よく笑うことで体の筋肉を使い、心地よい疲れと精神的なリラックスがもたらされ、よく眠れる。

次は身体面です。

・腫瘍細胞（がん細胞など）を破壊したり、腫瘍が発生するのを防御する働きがあるＮＫ細胞が増えるといわれている。

・リウマチなどの病気の回復に効果があるとの報告がある。

・血糖値が低下し、糖尿病にも効果があるといわれている。
・笑うとストレスが解消され、それによって血圧も低下する。結果的に心臓病などのリスクが軽減する。
・腹の底からの笑いは腹式呼吸の一種で、血の巡りをよくするので、脳梗塞などのリスクも軽減される。
・よく笑うと、腹筋や横隔膜が鍛えられて、便通もよくなる。
・ホルモンのバランスが良くなり、肌がキレイになる。
・アレルギー反応を抑制し、アトピー性皮膚炎にも効果があるといわれている。

◆笑いの諺

昔から「笑い」は「健康」だけでなく「幸せ」について述べた諺が多数あります。笑い、ユーモアは、人間にとって深い意義があるようです。

・**笑いは百薬の長**
「笑いはどんな薬より勝る」という意味。

・**笑う門には福来る**
「いつも明るくにこにこと笑って暮らす人の家には、自然に幸運が訪れる」という意味。

・**幸福だから笑うのではない。笑うから幸福なのだ**
フランスの哲学者、アランの『幸福論』に載っている箴言《しんげん》。

・**泣いて暮らすも一生、笑って暮らすも一生**
「悲しんで暮らしても、愉快に暮らしても、一生は一生だから、愉快に暮らさなければつまらない」という意味。

第9章

少食療法を補助する方法「有害物を避ける」

化学合成物質の問題

海鳥や魚の内臓からマイクロプラスチックが発見されると、メディアで報道されました。

マイクロプラスチックは工業用研磨剤や洗顔料、化粧品などに頻用されています。それらが下水などを通って海へ流れ込み、海を汚す一因となり、また、それらをエサと間違えて食べた海鳥や魚の健康を害するのでしょう。

環境汚染は国際的な問題で、それは人間の体も汚染し、害をもたらす恐れが大きいと考えられています。

食品や環境・医療などの諸問題を追求している科学ジャーナリストの渡辺雄二氏は、著書『これなら食べてよし！　～市販の食品・食べていいもの悪いもの～』（メタモル出版）の中で、「私がこれまで最も問題にしてきたのは、人間が作り出してきた化学合成物質、とくに自然界に全く存在しない化学合成物質を含んだ食品や生活用品です」と述べています。

◆化学合成物質をいかに減らしていくかが大事

渡辺氏が化学合成物質を含んだ食品や生活用品を問題にしてきた理由は、それらの化学合成物質は石油製品を原料に作られたものが多く、人間の体を汚染して害をもたらす可能性が高く、また自然環境をも破壊しているからといいます。

具体的には、合成添加物や農薬、合成洗剤、漂白剤、抗菌剤、殺虫剤などで、「これらは自然界でも人間の体の中でも分解されずに、異物となって体内をめぐって、臓器や組織、細胞の遺伝子に障害をもたらす可能性があるのです。また、空気や水、土壌などを汚染して、自然環境を壊しています。これらの化学合成物質は、私たちの体に打ち込まれた、いわば『楔《くさび》』のようなものである」と、渡辺氏は表現しています。

その『楔』は、胃や腸、肝臓、腎臓などの臓器にダメージをあたえ、免疫やホルモン、神経などのシステムをかく乱し、細胞の遺伝子に傷をつけていると考えられます。その結果、がん、化学物質過敏症、アレルギー、先天性障害、不妊などのさまざまな障害が発生していると考えられるというのです。

「したがって、これらの化学合成物質を生活環境から減らしていくことがとても大事なのです」と、強く訴えています。

買ってもよい食品、買ってはいけない食品

食べ物や飲み物の安全性でまず問題になるのは、食品添加物です。さらに、残留農薬、遺伝子組み換え食品、油の酸化、放射能汚染なども問題です。それらが食品を汚染して、危険性の高いものにしているからです。

とはいえ、食品の安全については、強い意識を持ち、情報を集め勉強しないと、何を買ったらよいか、何を買ってはいけないか、容易にはわかりません。

製品の内容説明には、メーカーにとって不都合なことは省かれていたり、ほかの言葉に言い換えたりしている場合もあります。どんなものが安全であるか、食品関係の専門家でも、よくわからな

いことが多いようです。

ただし、基本的なことを知っているだけでも、安全なものを選ぶのに役立ちます。前出の渡辺氏の『コンビニで買ってはいけない食品　買ってもいい食品』（大和書房）には、次のように「買ってもいい食品」と「買ってはいけない食品」の、それぞれポイントが示されています。

◆買ってもいい食品

①無添加で、しかも有機食品であるもの（有機食品とは、農薬や化学肥料を使わずに栽培された穀類、野菜、果実など、およびそれらを原料として製造された加工食品）。
②無添加で、栄養的にすぐれているもの。
③無添加で、質のよい食材を使っているもの。
④無添加のもの。
⑤安全性の高い添加物を少量使っているもの。
①②③（とくによい）、④（よい）、⑤（まあよい）。

◆買ってはいけない食品

①発がん性やその疑いがある添加物をふくんだ食品。
②催奇形性やその疑いがある添加物をふくんだ食品。
③急性毒性の強い添加物をふくんだ食品。
④あまりにも数多くの添加物をふくんだ食品。
⑤有害な過酸化脂質がたくさんできている食品。

◆食べてよい食品がわかる「ひふみの原則」

食品添加物評論家として活動している安部司氏は、安全な食品を食べる要点を「ひふみの原則」

として著書『なにを食べたらいいの？』（新潮社）で紹介しています。引用して、次に紹介させていただきます。

・ひ……非伝統的なものは食べない

安部氏は、何百年も受け継がれてきた和食、中でも田舎料理を食べる。非伝統的なファストフードや清涼飲料水はほとんど摂らない、とのこと。

・ふ……不自然なものは食べない

いつまでも腐らない、異常にきれい、異常に安い、そういったものは食べない。作るのが簡単すぎる食べ物も、不自然とのこと。

・み……未経験のものは食べない

あまり聞きなれないような食品は、健康によいといわれていても、長期的に摂取したことがなくわからないことが多いとのこと。

◆ポストハーベスト農薬の恐怖

穀類や野菜に関しては、農薬の問題があります。

農薬には2種類あります。

ひとつは畑などにまかれるもの、つまり収穫前に使用する農薬です。もうひとつは、収穫後に輸送途中などで直接その作物にかけられる農薬、つまり、ポストハーベスト農薬といわれるものです。ハーベストとは収穫の意味です。

このポストハーベスト農薬は輸入穀物などに使われています。害虫が付くのを防いだり、カビが生えるのを防いだりするために使用されます。

日本のミカンや柑橘類は、少しでも傷がつくと、そこから腐っていきます。あるいは、放置していくと劣化していきます。

ところが、輸入の柑橘類は、冷蔵庫に保存せず、放っておいても、いつまでも外観も中身も劣化しませんが、それはポストハーベスト農薬だからです。

薬は「毒」であると認識することが大事

病気の種類はたくさんあります。それらの中には、先天的な病気や感染症のような急性疾患など、薬が大いに役立つ病気もあります。

薬もまた、数えられないほど多くの種類がありますが、約9割は高血圧や糖尿病など生活習慣病の薬です。これら生活習慣病の薬は、症状を抑えますが、病気そのものを治す働きはありません。

西洋医学の薬は人工的に作られた化学合成物質です。身体の中にはもともと存在しない物質で、身体にとって「毒」といってもよいのです。

薬は体内に入ると、肝臓で解毒・分解されて、腎臓を通って最終的に尿として体外へ排出されます。この解毒作用は、誰でも歳を取ると低下していき、そのため肝臓や腎臓に負担がかかりやすくなります。その結果、さまざまな病気にかかりやすくなります。

たくさんの種類の薬を服用し、いわゆる薬漬けという状態に陥ると、臓器に負担がかかった結果、肝機能障害を起こしたり、腎不全となって一生透析を続けざるを得なくなったりすることもあります。

生活習慣病は、その名のとおり、生活習慣が病気の発症に関係しています。ですから、それらの予防や改善には、基本的なこととして、悪しき習慣を改めることが求められます。

医師もそのように奨めますが、しかしその一方で、血液検査の項目に異常があると、とにかくその数値を下げるための薬を処方しがちです。生活習慣病の人は一般に、異常値を示す項目がいくつもあります。そのため、たくさんの種類の薬を飲むことになります。

◆うつ病の薬に要注意

また、薬の副作用ということでは、うつ病に使用する抗うつ薬も十分な注意が必要です。副作用として「うつ症状が強まる」、「自殺願望が高まる」、「人に暴力を振るうなど他害行為を招く」ことがあると言われています。たんに気が沈んだ状態であっても、精神科にかかって薬を服用し始めると、やがて薬がどんどん増えていき、本格的なうつ病に進んでいくことはめずらしくありません。

うつ症状があまりにも強いときなど一時的に服用することは仕方ないにしても、長期にしかも多剤を服用することは避けるべきです。うつ病や生活習慣病には、まず食事、運動、睡眠など生活習慣を適切にコントロールすることが何にもまして重要です。

さらに現在では、腰痛もストレスによって起こるという見方もあります。そういう見方に立つと、腰痛の患者さんに精神安定薬や抗うつ薬も処方することになります。

◆日本人が薬好きの理由

日本人は「クスリ好き」であると言われています。厚労省の統計資料によると日本の医薬品の市場規模は２０１１年で9兆３１０５億円で、世界の11・７％のシェアを占めており、アメリカに次いで第2位です。

薬好きの原因は、いくつか考えられます。

1つは、漢方薬に使われる生薬も育ちやすかったことが挙げられます。

2つめに、「富山の薬売り」など置き薬のシステムが一般家庭に定着していたことがあります。

3つめに、国民皆保険制度の存在があります。この制度は1961年に導入され、一時は高齢者の医療費負担がゼロの時期もありました。現在は引き上げられ、社会保険も国民健康保険も自己負担率は69歳以下で30%です。しかし、自己負担の率が低いので、少ない費用で医療が受けられるし、薬も使用できます。このことも、薬好きになる要因となったと思われます。

4つめに、日本の製薬業界が発展したことが考えられます。薬が普及した分、よく使うようになりました。

◆薬は漫然と長期間服用しない

高血圧、糖尿病、高脂血症などの生活習慣病は通常、それらの学会が定めた基準値に基づいて薬が処方されます。しかし、学会が複数あり、学会によって基準値が違う場合もあります。

また、これら生活習慣病の基準値よりも若干高めぐらいのほうが、QOL(生活の質)を高めたり、死亡率も低いなどという報告もみられます。したがって、基準値にこだわり過ぎることはあまりよくないと言えます。

このような立場をとる医師の平均的な意見を参考までに挙げておきます。私も一つのめどにして診療をしています。

いずれにしても薬を、医師は必要最低限に処方し、患者さんもできるだけ減らすよう、また漫然と長期間服用しないよう意識することが重要です。

・血圧について

頭痛、めまい、吐き気、肩コリといった、いわゆる高血圧の随伴症状がひどくない限り、「１６０／１００㎜Ｈｇ」くらいまでは無理に下げる必要はないと考える。

・総コレステロールについて

「２６０〜２８０㎎／dl」は心配ないでしょう。むしろコレステロール値が低すぎると、全死亡率、特にがんの死亡率が高くなる。

・血糖

空腹時の血糖は１１０㎎／dl未満、そして過去１〜２カ月の血糖の平均を表すヘモグロビンＡ１ｃは３・５〜５・８％が正常値。しかし世界的に権威ある医学雑誌『ランセット』の論文などで、「薬でヘモグロビンＡ１ｃを６・５％未満まで下げると死亡率が上がる」「ヘモグロビンＡ１ｃ６・６〜７・１程度が最も推奨されるべき血糖コントロール値である」などの見解が示されている。

◆薬の副作用を起こしやすい人

人によって、次に挙げるように、薬の副作用が起こりやすい場合があります。

・アレルギー体質の人

食べ物、ダニなどにアレルギーのある人は、薬に対しても過敏に反応することがある。

・肝臓や腎臓の病気がある人

薬の分解（代謝）や排泄の能力が低下しているため、体のなかに薬がとどまりやすくなる。

・高齢者

高齢者は、年齢に伴い、肝臓や腎臓の機能が低下していることや、多くの薬をのんでいることなどが原因となり、薬の副作用が出やすくなる。

・何種類もの薬を飲んでいる人

何種類も薬を服用していると飲み合わせによる副作用や、複数の薬をのむことによって肝臓や腎臓の代謝・排泄能が低下することがある。

◆薬をやめると病気は治る
——安保教授の指摘

免疫学が専門の安保徹・新潟大学名誉教授も、『「薬をやめる」と病気は治る』（マキノ出版）で自律神経・免疫学の立場よりおおむね次のようなことを述べておられます。

消炎鎮痛剤（痛み止め）をはじめ、ステロイド剤、免疫抑制剤、抗がん剤、高血圧治療薬など、現代薬のほとんどは交感神経を刺激する作用があります。そして服用することで血流が悪くなり、動悸や不安感、不眠が起こり、動脈硬化も進行しやすくなります。

また活性酸素も増加するため、体の組織破壊もくりかえされ細胞のがん化も促進されます。長期に使用することで、さまざまな病気が発症しやすくなります。

特に避けなくてはいけないのは、漫然と対症療法を続けることです。ゆるやかに続いている症状を長期にわたって無理に薬で抑え込むと、体が治ろうとする反応を完全に止めてしまい、いつまでたっても治癒には至りません。高血圧、糖尿病、アトピー性皮膚炎、腰痛など、さまざまな慢性病が治らないのは、症状を徹底的に抑え込む過剰な医療にも原因があるのです。

ネットの害──心身の不調にネット依存が深く関係

私の医院では、内科、心療内科の患者さんを診療しています。

最近、うつ病、パニックなどの神経症、心身症などいわゆるストレス病の人の初診が増えています。

初診の慢性病患者さんに対して、心理テストのほか、生活習慣の問診票を記入してもらいます。また、診療の前にストレス、食事、運動、睡眠、ネット利用状況などの生活習慣について、1時間ぐらいかけて比較的詳しくお聞きします。

その結果から、私がストレス病で特に感じていることは、心身の不調に心理的ストレスのほか、生活習慣の乱れが深く関連しているということです。

特に、テレビ、ゲーム、パソコンのほか、携帯でのSNSやメール、ネットなどのし過ぎが、睡眠不足、昼夜逆転、運動不足、食習慣の乱れを伴い、その結果、うつ状態、精神不安定、性格変化、疲労感などさまざまの心身不調にかなり悪影響を与えていると感じられます。この背景には、電気製品や電子機器から出る電磁波が関連していることも考えられます。

SNSのやりとりやネットの検索にはまると、なかなか止められません。最近、テレビ、ラジオでもネット依存が取り上げられていますが、この問題は心身の変調ばかりでなく、人間の性格、ネットいじめ、殺伐とした犯罪、交通事故、重大事故にも影響を与える社会問題であると思います。
今後、日本ばかりでなく、世界的に取り組むべき課題です。

◆ネット依存傾向がある人が心がけること

ネット依存傾向のある人（患者さん）は、次のようなことを心がけることが大切です。

・まず自分が克服しようという意欲をもち、ネットなどをする時間を減らす。
・「普通」の生活をしてリズムをとり戻し、昼夜逆転を正す。夜になったら眠り、3度の食事をきちんととる。仕事や学業など、昼間にやるべきことをやり、余暇には自分なりの楽しみを持つ。つまり、昼夜のリズムに沿った生活にする。
・特に昼間にしっかりと体を動かす。部屋を片付けたり、仕事をしたり、生身の人間に会ったりする。散策、読書、絵画展、音楽会、スポーツなどを楽しんだりすることも有益。
・家族とコミュニケーションをはかることも大切。

◆ケータイ・ネットで日本人は壊れていく

ノンフィクション作家の柳田邦男氏は、『壊れる日本人　ケータイ・ネット依存症への告別』（新潮社　2005年刊）で、注目すべき点を指摘しています。

要点を引用させていただくと、「20世紀では、科学技術の発達により生活水準の向上や大衆文化の広がりなど人間は多くのものを得ました。一方、負の遺産・失ったものも多い。核兵器などによる大量殺戮戦争の続発、産業公害、地球環境破壊など。これら『負の遺産』は目に見える現象や数値でとらえることができました」と述べ、その後の21世紀について、「それに続く21世紀のＩＴ革命は、効率的、利便性で人類に多大な貢献をしました。しかし、21世紀型のＩＴ革命の陰の部分『負の遺産』は目に見えにくい、『異常』に気づきにくい」と指摘します。

目に見にくい負の遺産とは、具体的にはどういうものかというと、「携帯・ネット文化の浸透で子どもや若者の言語表現力は低下し、自己中心型の人格が形成されます。いわゆる『ゲーム脳』（前頭葉の発達がゆがめられ、感情をコントロールする自制心、判断力、創造性につながる思考力が発達しない）、相次ぐ企業不祥事や重大事故、残忍な少年犯罪……などが問題となる」というのです。

それでは、ＩＴ革命の陰の部分を克服するには、どうすればよいでしょうか。

テレビ、ケータイ、ネットから遠ざかる。できるだけそれらを使わないようにする。ちょっとだけ非効率な生き方をする。「ノーケータイデー・ノーテレビデー」をつくる。「あいまい文化」を見直す、などの方法を提唱しています。

第10章

少食療法を補助する方法「伝統的東洋医学」

漢方療法 ──慢性病や不定愁訴などに役立つ

漢方は現代医学と違い、「自然な方法」「総合的、個別的な方法」「体質予防的で『未病を治す』方法」などの特徴があり、特に慢性病や不定愁訴などに有用な方法です。

漢方では、体の不調を心身のバランスが崩れた状態と考え、この崩れたバランスを整えるようにします。そのため、個々の人の体質、病状、病気に対する抵抗力の強さなどをみます。これらの情報を総合して「証」をきめます。「証」は、体力、抵抗力、症候などの状態を総合したものです。

そして、個々人の反応の仕方の違いを重視して、その人その人にあった治療を行うのが漢方医学の特徴です。

◆診断法

証を決めるのに、漢方医学では独特の診断法をもちいます。

・望診（目でみる診断法）。

・聞診（耳で聞いたり、匂いをかいだりして行う診断法）。

・問診（病状や経過、既往歴などをたずねる）。

・切診（病人の体に直接触れる診断法で、脈診と腹診がある）。

これら4つの診断法で、病人が自覚する症状、病人に現れている症状を、五感をフルにつかって集めます。

◆証の決定

このような診断法で情報を収集して証が決め

られます。証の診断にあたって、漢方医学では独特の分類法を用います。陰陽、虚実、表裏、寒熱、気血水の分類です。

まず、病人を陰と陽にわけ、次に病気に対する病人の抵抗力の強弱から、虚と実を判定します（図17）。さらに、くわしい情報を得て、処方を決定するために、表裏、寒熱、気血水の診断をおこないます。

・陰陽は、急性病の進行状態、新陳代謝状態などを示す。基礎代謝低下、低血圧、低体温傾向などが「陰」、基礎代謝亢進、高血圧傾向、体温高めなどが「陽」。

・虚実は、おもに慢性病患者などの体質や抵抗力の強弱などを示す。「虚」はやせ型、筋肉弱、胃腸弱などで、「実」はガッチリ型、胃腸強など。

その他、表裏、寒熱、気血水などを診断します。

これらのうち、気血水の血の障害には、瘀血《おけつ》、血虚などがあります。「瘀血」というのは、血のスムースな流れが障害された状態をいい、皮膚や唇、歯肉、舌などが暗紫色になったり、目のくま、月経異常などの症状がみられたりします。また、頭痛、肩コリ、冷え、のぼせなどの自覚症状が現れます。「血虚」は貧血のことです。

瘀血はすべての病気（がん、心臓病、脳卒中、アレルギーなど）の根源と考えられ、漢方医学では大変重要な概念です。そして「健康長寿」や「未病を治す」ことにとって、瘀血を解消させることが大切となります。

瘀血の症状を表に示しました（図18）。瘀血は遺伝素因、生活習慣、ストレスなどいろいろな要因が関連して生じると考えられています。

図17 虚実の判定

実　証	虚　証
元気にあふれている	元気がない
太い、地声	細い、うわずった声
腹筋が強い	腹筋が弱い
肌がつやつや	肌がかさかさ
筋肉質のがっちり型	やせ型（内臓下垂）
疲れを知らない	疲れやすい
いかり肩	なで肩
脈が充実	脈が細い
食欲旺盛	食欲がない
冷たいものを好む	温かいものを好む
高血圧傾向	低血圧傾向

図18 瘀血の症状

目の下のくま
顔の色が黒っぽい
顔の皮膚ががさがさしている
皮膚がざらざらしている
手のひらが赤い
青あざができやすい
毛細血管が浮かび上がる
へその横や下腹部を押すと痛い
痔
月経不順

瘀血を解消するには、食事、運動、休養、ストレス管理など基本的生活習慣を健康的なものにすること、そのうえ必要に応じて薬物療法や物理療法などを効果的に行うことが有用となります。

漢方治療では、駆瘀血剤など（当帰芍薬散《とうきしゃくやくさん》、桂《けい》枝《し》茯苓丸《ぶくりょうがん》、桃核承気湯《とうかくじょうきとう》などが代表）を「証」（体質や病態）に応じて使い分けます。

◆処方

証が決まると、用いる漢方処方が決定されます（方証相対とか、随証治療という）。漢方薬は生薬を単味（1種類）で用いることはほとんどなく、いくつかの生薬を組み合わせて用います。そして、西洋薬より副作用が少ないのが特徴です。

ツボ治療―気や血の流れを調節し、体調を整える

東洋医学では、身体を無形のエネルギーが巡っており、そのエネルギーを「気」と考えます。そして、気や血の流れる道を経絡《けいらく》と呼びます。

気や血が経絡を滞ることなく流れるとき、全身の調和がたもたれ、健康が維持され、逆にその流れが滞るとき病気になると考えられています。

経穴は一般に「ツボ」ともよばれ、気の出入りする場所であり、気や血の流れを調節するポイントです。鍼灸治療や指圧は基本的にはこの「ツボ」に対して行われます（図19）。

「ツボ」は経絡上に存在する反応過敏点であり、押すと痛みを覚えたり、触れたときに固く感じたりします。病気や身体に変調が出たりするとき、

図19 主要なツボ

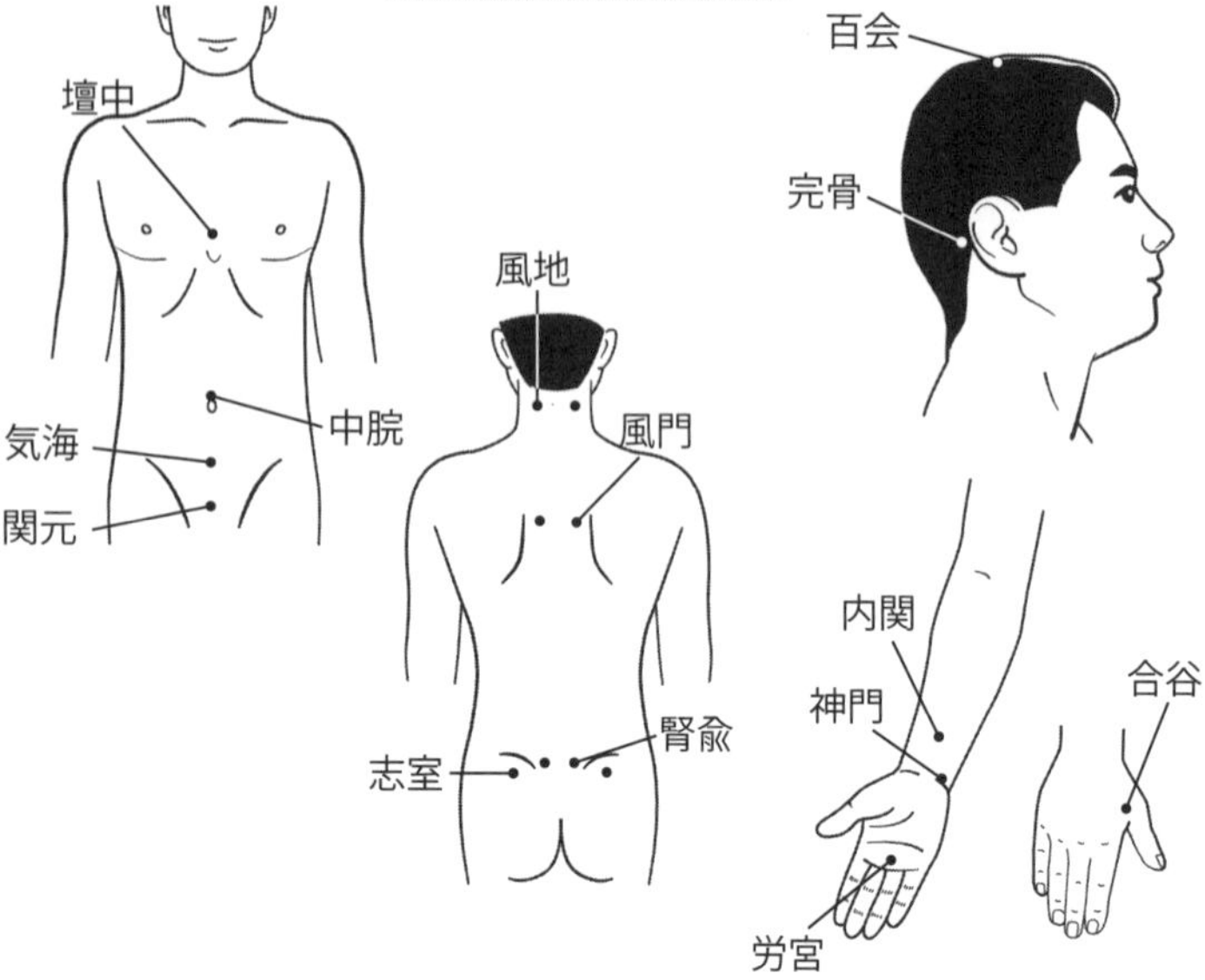

多くは内臓の不調が起こり、気の流れの変調となって、ツボ（経穴）の状態もそれに伴います。

ツボ治療は、ツボをもむ、たたく、押圧する、温めるなどの刺激を与え、気の流れを動かし、内臓を調整して病気や身体の変調を改善します。

一般にツボ治療には、按摩《あんま》、指圧、鍼、灸などがあります。自分ででき、いちばん手軽なのは道具がいらない指を使った按摩、指圧などでしょう。

これら以外でも最近は、ヘアードライヤーや市販されているいくつかの健康器具をツボに応用されたりしています。ビワの葉温灸、指圧器具、足ツボ刺激器具など、上手に利用すれば慢性病などに有益です。

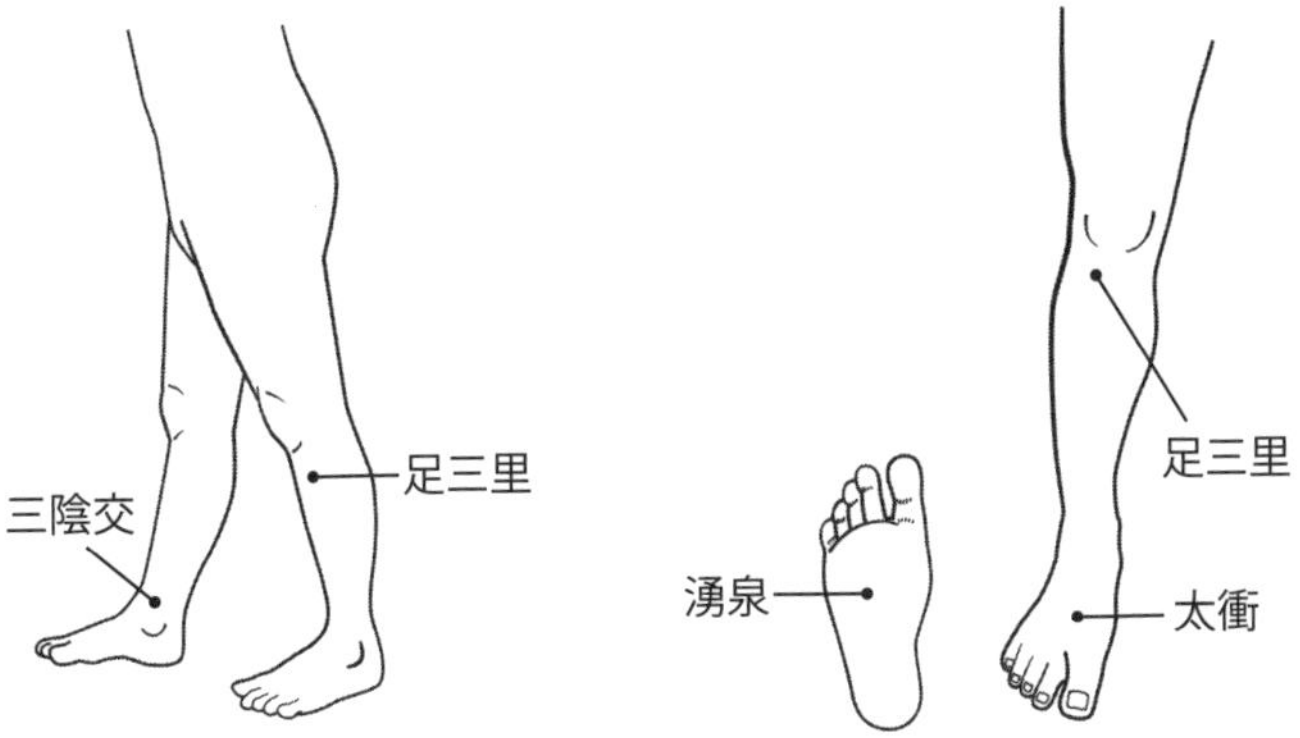

元気を出すツボ	足三里、中脘、気海
集中力を高めるツボ	百会、壇中、関元、風池
風邪のツボ	風池、風門、合谷、
ストレス解消のツボ	太衝、内関、百会、足三里、労宮
不眠のツボ	湧泉、神門、完骨、足三里、腎兪
老化予防のツボ	志室、湧泉、関元、百会、中脘、足三里、三陰交、腎兪

腹部マッサージ──慢性病の治療・予防や老化予防に有効

腹部マッサージは慢性病の治療・予防や老化の予防に有効です。中国の導引では按腹の名で呼ばれ、「不老長寿の秘法」ともいわれています。

自分で腹を手で調整する方法はいろいろありますが、自分に適した方法で行えばよいでしょう。ここでは簡略な腹部マッサージ法を紹介します。

◆腹部マッサージの方法

①仰向けに寝て両膝を立て、腹部をゆるめて、柔らかくする。

②腹部全体を手のひらで10～50回、軽くなで回す。この際、衣服を取り、肌に直接手を当てる（図20右）。

図20 腹部マッサージ

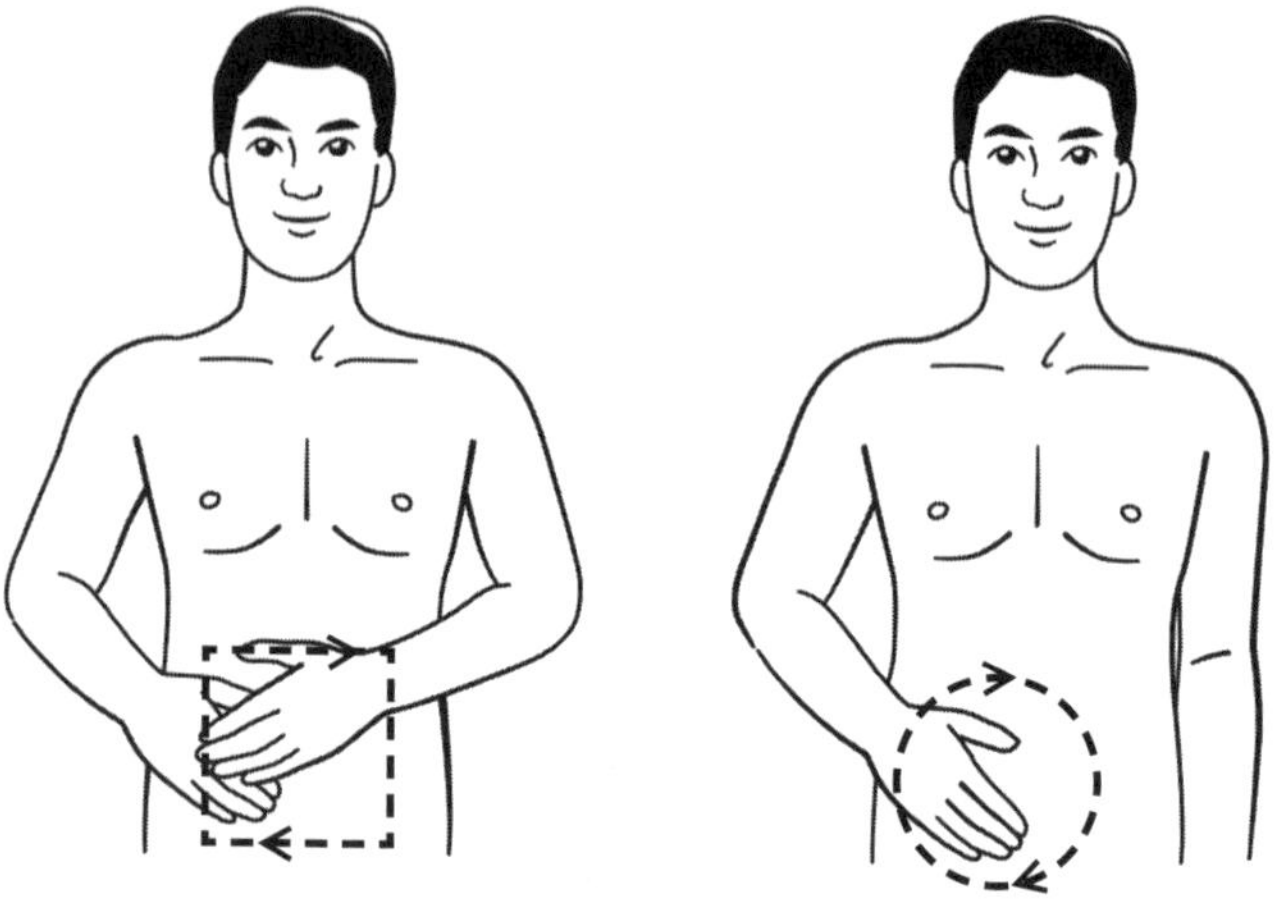

③両手の指先を揃え、鳩尾《みぞおち》から垂直に下げ、続いて右下腹部（盲腸部）へ、そして、助骨下までもんだり押したりする。そこで左へ直角に移行し、胃の下を通り、左助骨下まで行く。ついで下行して左下腹部まで下がり、右へ移行し、右下腹部のもとのところへ戻る。つまりおヘソを中心にした大きめの四角形の線に沿って、時計回りにもんだり押したりして回る。これを10〜30回行う（図20左）。

もし途中、ヘソのまわりに固い「シコリ」があれば、それを10回ほど押し続ける。思いきって深く指を突っ込んでも、危険はない。内部にわるいところがあると痛むので、痛みをひどく感じない程度に押せばよい。以上を実行し続ければ便秘は治り、固い「シコリ」の多くは消滅する。

④②の方法で、腹全体をなでてマッサージを終える。

◆腹部マッサージをしてはいけないケース

腸や子宮などから血の出るとき、急性腹膜炎、急性腎臓病、盲腸炎の痛みのある時期、胃・十二指腸潰瘍で血を吐くとき、妊娠中などには禁物です。

その他、腹部などの病気で受診している場合は、医師に相談してから行いましょう。

◆補足事項

慢性の病気のある人は、15～30分ぐらいを、一日に1～2回行います。慢性胃腸炎、便秘症、肺の病気や冷え症、イライラなど精神的不安定に大変効果があります。また、おなかの血行がよくなり、内臓全般の働きが活発となるため、いろいろな慢性病が治りやすくなります。

行う時間帯は、夜、床に就いてからや、朝、起床前が最適です。その他、自分にとってやりやすい時間に行うとよいでしょう。

マッサージをしてお腹が痛んだり、気分がよくなかったりする場合は行わないでください。

腹部の膨張、「シコリ」などは、食事の誤りや冷えの害、その他、さまざまなストレスおよび体質（瘀血体質）などと関連して起こるといわれています。

そして腹部の膨張、「シコリ」などの不調和は、血行不良を伴い、内臓全般の機能低下を起こし、いろいろな病気や不定愁訴の要因になっています。

腹部は張らず、「シコリ」がなく、全体が軟らかで弾力があり、つきたての餅のような感触で、押して痛みがどこにもないのが健全の象徴と言われています。それを目標としてできるだけ、このような状態に保っておくことが万病に対する根本療法になるといわれます。そのために腹部マッサージなどの腹部調整法が役立ちます。

第11章

よくある病気の概要とセルフケア

現代病はセルフケアが大事

私が指導している方法は、少食療法や運動などで生活改善を図ります。それはどの病気、どういう症状に対しても基本的には同じですが、各病気によって特に重要なことがあります。

この章では、現代に多い病気を取り上げ、各病気について解説しています。今抱えている病気を克服しようと思うなら、まず、その病気について最低限、知っておくべきことがあります。

そして、各病気の治療法と、さらにはセルフケア法をまとめ、紹介しています。

生活習慣病やアレルギーなど現代に多い病気に対しては、何よりセルフケアが大事です。セルフケアするだけで、よい状態が保て、それらの病気とうまく折り合っていけます。そして、病気が好転、改善・解消する可能性もあります。

ここで私が目安にしている「健康生活のための指標」を紹介します。多くの病気のセルフケアにも役立つと思います。

◆健康生活のための指標

①適度な食事、運動、休養をし、快食・快眠・快便の3項目に気をつける。

②少食にし、宿便、便秘を解消し、腸内環境を良くする。肝腎機能を高める。

③早寝早起きで体内時計のリズムをととのえる。自然に即した生活を心がける。

④養生を行い、冷えやコリ、歪みを解消、血行を良くする。

⑤心身コントロール法など行い、自律神経や脳

幹の働きを良くする。

⑥慢性病には、「病と共に生きる」「病は病に任せる」といった気持で対処する。

⑦気持ちが動揺する時は特に、目の前の仕事（行動）を精一杯行う。

⑧有害物質をできるだけ避ける。

うつ病

うつ病は最近、大変増加しているため、大きな社会問題になっています。

特に30〜40歳代の働き盛りの人に増えています。職場において、うつ病などの精神障害による休業者が増え、休業者全体に占める割合も増加し、がんによる休業者よりも多くなっています。

うつ病の有病率をみると、10〜15％の人、つまり6人に1人が生涯のうちにかかります。男女比では女性のほうが男性より1・5〜2倍もかかりやすく、年齢では各年代に幅広く発症します。平均の発症年齢は24〜27歳です。

◆症状

うつ病の症状は多彩で、次の4つの症候群に分けることができます。

①うつ気分……ふさぎ込む、興味がわかない、悲しくて涙が出るなどの症状が現れる。

②意欲・行動の障害……何もしたくない、集中力の減退、死にたいなどと訴え、意欲・行動が減退する。

③思考障害……考えがまとまらない、マイナス思考、物忘れがひどいなど、思考に障害が生じる。

④さまざまな身体症状…… 疲れやすい、不眠、食欲不振、肩がこるなど、さまざまな身体症状が現れる。

さらに、この他の特徴として、症状には日内変動（一日の時間帯によって変動）や季節変動（季節によって変動）があることが知られており、症状は2週間以上続きます。

仕事熱心、責任感が強い、まじめで几帳面といった性格の人がかかりやすいといわれています。

◆診断と経過

「ほとんど毎日、ほぼ一日中憂うつ」な状態が2週間以上続く場合、うつ病と診断されます。

また、「社会的・職業的・家庭的活動ができているかどうか」ということを目安に診断します。

軽症の場合はこれらの活動ができますが、中等症では困難です。わかりやすい目安としては、「会社を休み始める、仕事ができなくなる」がひとつの指標です。

うつ病は適切な治療を早期に実施することによって、一般的におよそ半年から1年ほどで症状は完全によくなるといわれています。けれども、5～6割が再発し、また難治例も1割程度あるともいわれています。

◆治療

うつ病の標準的治療は、休養と薬物療法（抗うつ剤や、抗不安薬、睡眠薬など）が基本で、これに精神療法（認知行動療法など）や環境改善・サポートを必要とする場合もあります。

専門的（特殊な）治療に、電気ショック療法、光療法、断食療法、森田療法などがあります。

漢方も用いられます。漢方では、うつ病は、瘀血、気うつ、気虚などと関連する症状と考えられています。証に応じて次のような漢方薬をよく用います。

実証……柴胡加竜骨牡蛎湯《さいこかりゅうこつぼれいとう》、女神散《にょしんさん》
虚実間証……半夏厚朴湯《はんげこうぼくとう》
虚証……香蘇散《こうそさん》、加味帰脾湯《かみきひとう》、柴胡桂枝乾姜湯《さいこけいしかんきょうとう》

◆予防、セルフケア

・働き過ぎに注意。仕事がオーバーペースにならないようにする。
・生活のリズムを守る。早寝早起きなど規則正しい生活、適度な睡眠と休養が重要。
・バランスの良い食事、少食が大切。特にビタミン（ビタミンC、B群）、ミネラル（カルシウム、マグネシウム、鉄、亜鉛）、タンパク質（豆腐、納豆、魚など）、食物繊維を適度に摂る。甘いお菓子、清涼飲料水など砂糖食品は控えめに。
・スポーツをすると頭のコリがとれる。姿勢を正しての早歩き、散歩、体操などを行う。また、うつ病の人は猫背で下向きの傾向があるが、姿勢を正せば改善する。そのためには、背筋伸ばしなどが有効。
・瞑想、自律訓練、自己調整法、ヨガ等もよい。
・適度な日光浴、脳内ホルモンのセロトニンが増え、うつの予防・改善に役立つ。
・裸療法、温冷浴、背腹運動などもよい。
・何か悩み事が生じた場合、一人で考え込まないで、誰かに相談する。
・ひとつのことに固執しないで、気分転換を図る。
・テレビ、ケータイ、ネットなどから遠ざかる。

コラム　鈍重肝臓と鈍重腎臓

西式甲田療法では、「鈍重肝臓」と「鈍重腎臓」という病態があると考えています。ただ血液検査ではわからないことが多いです。

鈍重肝臓は肝臓が弱り、機能が低下している状態で、うつ病は鈍重肝臓が直接的原因で発症すると考えます。

鈍重肝臓は、「暖衣飽食」「安佚《あんいつ》（運動不足）」「有害飲食品」「背骨の狂い」「精神的ストレス」などが影響して起こると考えています。そのため、治療は次のような方法を行います。

・少食にして宿便を出す。
・皮膚を鍛える。裸療法、温冷浴など。
・運動……早足（60分）、西式体操など。
・有害な飲食物をとらない……自然な食品、生水を摂る。
・背腹運動などで背骨の狂いを治す。
・信仰し、魂の喜ぶ生き方をする。

この世は修行の道場であり、煩悩即菩提、症状即療法ととらえます。人生とは苦の世であると達観し、その苦しみを乗り越える努力の中で人間が磨かれ、魂が向上していくのだという人生観を確立することが、大切なこころがまえ。「病苦、悩み」は一時的な消えていく姿である、と考えます。

「鈍重腎臓」は腎臓が弱り、機能が低下した状態です。慢性疲労症候群に関連があると考えます。

鈍重腎臓の原因は、足首の故障であるといいます。すなわち、食べ過ぎなどによって足首の関節に炎症が起き、次にのどに炎症がおよび、腎機能の低下を招きます。その結果、全身の疲労感、のどの痛み、微熱、頭痛、関節痛、筋肉痛などが起こってくると考えます。

そのため、治療は、朝食を抜き、腎臓の働きを助けます。そして、過食（特に動物性食品）せず、お菓子などの砂糖食品、アルコール飲料を控え、疲れたら適度の塩を摂ります。

また、就寝時などには、うつ伏せに寝て、腎臓の働きを助けます。そのとき、腰に手を当てて腎臓を微振動させるとよいといいます。この他、西式健康法の毛管運動も効果的です。1回2～3分間を一日数回程度行います。

非定型うつ病（新型うつ病）

「非定型うつ病」はここ十数年で明らかになってきた、新しいタイプのうつ病です。定型うつ病とは対照的な症状も多く、専門家の中でも、まだ十分に理解されているとはいえない現状です。

「新型うつ病」「気分変調症」「現代型うつ病」などといわれるものが、非定型うつ病に相当するといわれています。急増している理由のひとつは診断基準が広くなったためともいわれ、「病気以前」のものとの考えもあります。また現代の社会環境（情報化、スピード化、24時間社会、核家族化、道徳教育の不在など）が要因に関連していることも考えられます。

有病率は、診断がつきにくい病気なので、詳細は不明ですが、うつ病全体の3～4割を占めるともいわれます。男性と女性を比べると、女性が多く、患者の70％は女性です。

発症年齢は平均で24・4歳で、定型うつ病の30・1歳に比べ、5歳程度若い傾向を示しています。

◆症状

症状は、大きくは次の5つに分けられます。

①気分反応性……抑うつ気分はあるものの、楽しいことがあると一時的に気分が明るくなり、嫌なときだけ気分が悪くなる。会社では憂うつで、家では元気。

②拒絶過敏性……他人の目を気にして極端な反応をしてしまう。また、他人からのささいな指摘や批評に対しても、全否定されたように過剰に反応する。過剰に落ち込んだり、反対に激怒して言い争いになったりすることもある。

③過食……度を越して甘いものを食べる傾向もある。体重も増えることが多くみられる。

④過眠……10時間以上または普段よりも2時間以上寝ている。しかし、眠りは浅く、いくら寝ても寝足りず、慢性的に眠い状態。

⑤鉛様麻痺……体が鉛のおもりをつけたかのように重く感じられ、思うように動けない状態に陥る。

以上のことからもわかりますが、典型的なうつ病と比べると、感情の反応性、食欲、睡眠が正反対です。

◆診断と経過

①②③を満たした場合、非定型うつ病と診断されます。

①うつ病の診断基準を満たすことが前提。

②気分反応性がある。

③以下の症状のうちふたつ（またはそれ以上）がある。

（1）著しい体重増加または食欲の増加、（2）過眠、（3）鉛様麻痺、（4）拒絶過敏症。

定型のうつ病に比べ、診断がつきにくいことが特徴です。症状がなかなか解消せず、定型のうつ病に比べて慢性化しやすいといわれています。

◆治療とセルフケア

・治療薬に抗うつ薬があるが、その効果は不明瞭。

・薬よりも生活習慣の工夫が大切。日内リズムを調整する必要があり、そのためには家族と同じ時間に寝食をともにする。加えて、汗をかくほどの運動や掃除などを毎日行うことが重要。外に出て、光を浴び、ウォーキングなどの軽い有酸素運動を行うことも、日内リズムを正常に回復させるために有効。

・食事は、栄養バランスのよい少食に。

・家族など周囲の人が、励ましの言葉をかけることも、状況によっては非常に有効。

パニック障害

パニック障害は不安障害の中に位置づけられる病気で、不安神経症とか心臓神経症ともいわれます。

パニック発作といって、突然、激しい動悸がしたり、息が詰まる感じやめまいに襲われたり、手足が震えたりして、死ぬのではないかという恐怖感に囚われます。病気の中核症状（中心となる重要な症状）にはもうひとつ、予期不安があります。

検査で異常がなく、くり返し、または持続的にいろいろな身体症状が出る場合は、この病気を強く疑う必要があります。最近特に増えています。

生涯に1・5～3・5％の人がかかります。男女の比率では、女性に多く、男性の2・5倍です。年齢では、男性で25～30歳、女性で30～35歳に多くみられます。

◆症状

パニック発作はくり返し起こるため、発作の再発に不安を持ち、恐れます。これを予期不安といいます。不安と恐怖のため、行動範囲が狭められ、1人で外出ができなくなることもあります。

①パニック発作

さまざまな症状が複合的に起こる。

心悸亢進（心臓がどきどきする）／発汗／身震い、手足の震え／呼吸が速くなる、息苦しい／息が詰まる／胸の痛み、または不快感／吐き気、腹部のいやな感じ／めまい、ふらつき／非現実感、自分が自分でない感じ／常軌を逸してしまう、狂ってしまうのではないかと感じる／死ぬのではないかと恐れる／知覚異常（しびれ感、うずき感）／寒気または、ほてり。

以上のような発作症状が、直接的な誘因がなく突然発症し、多くの場合、数分から数十分持続して自然に消失する。パニック発作は非常につらくて苦しいものだが、それによって命を落とすことはない。

②予期不安

パニック発作が再び起こるのではないかと不安になる。これを予期不安と呼ぶ。

③広場恐怖

パニック発作を強く恐れ、すぐ逃げ出せないところを避ける心理状態を広場恐怖という。たとえば、各駅停車ではない電車に乗るのを恐れる。パニック障害を発症した人の4分の3は、多かれ少なかれ広場恐怖がわき起こる。

④非発作性愁訴《しゅうそ》

発作の急性期症状が過ぎた後、息苦しい、胸がザワザワする、地面が揺れるような感覚、頭が重い・痛む、体が重い、目がちくちくする、頭の浮動感、手足がしびれる、微熱などの症状が続くことがある。

パニック発作がくり返し出現し、予期不安が強ければ、パニック障害と診断してほぼ間違いありません。

経過はさまざまですが、慢性的に経過する例が多いことがわかっています。

◆治療

パニック発作が起きたときは、ベンゾジアゼピン系抗不安薬で早く発作を止めることも大切です。この薬は予期不安にも有効です。発作時以外の発作予防の治療には、抗うつ剤、抗不安薬などを使用します。

それと同時に、この病気の理解と対処法について患者教育を受けることも大切です。パニック障害という病気を理解し、それに関する知識を持つことによって、病気に対する不安が軽減され、発作も減少していきます。

治療はまた、精神療法として認知療法、自律訓練法が用いられます。広場恐怖に対しては行動療法（曝露療法）も有効です。

漢方では、パニック障害は気の上衝《じょうしょう》（上気すること）と鬱滞《うったい》、また、瘀血《おけつ》、水毒としてとらえます。証に応じて、次のような漢方薬を使用します。

・実証……黄連解毒湯《おうれんげどくとう》、柴胡加竜骨牡蛎湯《さいこかりゅうこつぼれいとう》、大《だい》柴胡湯《さいことう》
・虚実間証……半夏厚朴湯《はんげこうぼくとう》、柴朴湯《さいぼくとう》、小柴胡湯《しょうさいことう》
・虚証……桂枝加竜骨牡蛎湯《けいしかりゅうこつぼれいとう》、柴胡桂枝乾姜湯《さいこけいしかんきょうとう》、苓桂朮甘湯《りょうけいじゅつかんとう》

◆パニック発作の薬以外の対処法

症状が早く治まるために、次のような方法が役立ちます。

・発作は長く続かないのであわてず、恐がらない。
・発作が起きたときは、うつぶせになったり、椅子に座り前かがみの姿勢をとる。
・深呼吸をする。
・冷たい水を飲む。
・家族に背中をさすってもらう。
・神門《しんもん》、合谷《ごうこく》、内関《ないかん》などのツボを押す（152ページ参照）。
神門は、左右の手首の横ジワの小指側の少しくぼんだところ。

合谷は、左右の手の甲にあるツボ。人差し指と親指の骨が合流するところから、やや人差し指よりのくぼんだところ。

内関は、前腕にあるツボ。手のひら側の手首のしわの中央から肘に向かって指幅三本分のところで、親指側の腱と次の腱との間。
・過呼吸が起こった場合は、浅くゆっくりと呼吸する。あるいは紙袋を口に当て、ゆっくり呼吸する。その時、口と袋の間は完全に閉めず、わずかに隙間をあけておく。

◆予防・セルフケア

・早寝早起き、毎朝同じ時間に起きるなど、いわゆる規則正しい生活にする。
・食事は、少食を基本にして規則正しく、バランスよく。家族みんなそろって同じ時間に食べることもよい。
・運動は毎日、汗をかくほど体を動かすことが重要。30分程度の早歩や散歩もよい。
・温冷浴や背腹運動、毛管運動を行い、副腎の働きを活発にして、抗ストレスホルモンといわれる副腎皮質ホルモンの分泌を促すこともよい。
・いつも気持ちを落ちつけよう。瞑想、自律訓練、呼吸法、ヨガなどもよい方法。
・適度な日光浴や昼間外で活動する。
・パニック障害を発症すると休職する人がいるが、仕事を休むことがベストな選択とは限らない。できるだけ、毎日仕事をきちんとしたほうがよい。
・昼間はできるだけ機会をつくって外に出かけ、人と触れ合い、適度な気分転換を図る。

慢性疲労症候群

特定の心理的および身体的原因もなく、神経、筋肉の障害もないにもかかわらず、長期間続く著しい疲労感をおもな訴えとする症候群です。

女性に多い傾向があり、20歳代から40歳代の発症が多く、うつ病、神経症、更年期障害などと併存する場合もあります。

原因はウイルス感染、アレルギー、心理学的要因などが考えられていますが、詳細は不明です。

◆症状

症状のおもな訴えは、長期間（6カ月以上）持続する重度な疲労感です。この疲労感は休息によっても改善しません。また、多くの症例で、リンパ節の腫大が認められます。

その他、微熱やのどの痛み、頭痛、関節痛、筋肉痛の身体症状や、抑うつ、不安感、睡眠障害、記憶障害、集中力低下などの精神症状を伴うことも多いです。こういった症状が比較的急性に現れ、それが持続するため日常生活に支障をきたします。

◆診断

病気の定義があいまいで、診断がつきにくいことも多いですが、次のふたつが該当すると「慢性疲労症候群」と診断されます。

①生活が著しく損なわれるような強い疲労感が少なくとも6カ月以上持続すること。
②疲労の原因となるような器質的疾患がないこと。

特別な治療法はありませんが、数年である程度回復していく場合が多いと考えられています。

◆治療

確実に効果がある、決定的な治療法はありません。認知行動療法や有酸素運動療法が効果的といわれています。

また抗うつ薬、ビタミンC、抗不安薬や鎮痛薬を用いて、対症的な治療が行われます。

漢方では、疲労は気虚と関連すると考えられています。そのため、気虚を改善し、同時に、瘀《お》血《けつ》、水毒を改善する処方を用います。慢性疲労症候群の人の証は虚証です。

補中益気湯《ほちゅうえっきとう》、八味地黄丸《はちみじおうがん》、牛車腎気丸《ごしゃじんきがん》、小建中《しょうけんちゅう》湯《とう》、加味帰脾湯《かみきひとう》、人参湯《にんじんとう》、十全大補湯《じゅうぜんだいほとう》などの漢方薬を用います。

◆予防とセルフケア

・疲れやすいからといって休み過ぎるのも治療上良くない。規則正しい生活を送ることが重要。
・適度なバランスよい少食、できれば朝食抜きがよい。過食（特に動物性食品）、お菓子などの砂糖食品、アルコール飲料を控える。疲れたら適度の塩をとること。
・引きこもらないように、調子がよいときには外出したり、運動の習慣をつけたりすることも必要。
・時々、うつ伏せに寝て腎臓の働きを助けよう。そのとき、腰に手を当てて、手をゆすって腎臓を微振動させるとなお効果的。

アトピー性皮膚炎

アトピー性皮膚炎は、乳幼児期に始まることが多く、よくなったり、悪くなったりをくり返しながら長期間続く皮膚炎です。中心的症状は痒みのある湿疹で、左右対称にみられます。

乳幼児期に始まって成人期まで続くこともあるし、中には成人になってから始まる人もいます。ぜんそく、アレルギー性鼻炎、アレルギー性結膜炎などほかのアレルギー疾患が同時に見られることが多く、伝染性膿痂疹《のうかしん》（とびひ）などの感染症、白内障、網膜剥離などがみられることもあります。

アトピー性皮膚炎は、近年、日本国内でも、また世界的にも増加傾向にあります。

◆アトピー性皮膚炎の発症

アトピー性皮膚炎は、「アトピー素因（アトピー体質）」という遺伝的に痒みを起こしやすい体質の人が、さまざまな「アレルゲン（抗原）」と「機械的刺激」に曝されたときに起こる皮膚炎であると一般的に考えられています。しかし、その原因やメカニズムは、まだ十分にはわかっていません。

けれども歴史的に見ると、高度経済成長に伴う「食生活の欧米化、食品添加物の濫用、住環境・生活環境の急変、ストレスの増加」などが関わる文明病であることには間違いないようです。

◆治療

アトピー性皮膚炎の治療は、大きく、「対症療法（外用療法、内服療法）」「外部環境浄化」「スキンケア」「体質改善療法（セルフケア）」の4つに分けられます。

アトピーの湿疹は、繰り返し起こる、あるいは慢性に続くのが特徴なので、症状がないか、あっても気にならない程度で、日常生活に支障がない状態を保つことが重要です。

①対症療法

外用療法は、湿疹をステロイド外用薬、保湿剤その他の外用薬で治療する。

内服療法は、抗ヒスタミン薬、抗アレルギー薬、ステロイド薬、漢方薬などがある。

以上の薬物療法をやめる場合は、リバウンドしないように徐々に減量して、中止することが必要。

②外部環境浄化

悪化する原因がはっきりしている場合は、その原因をできるだけ避けるようにする。室内、寝具のダニ対策、衣類、入浴、心理的ストレスなどに注意すること。

③スキンケア

保湿効果のある外用薬を入浴後などに使用する。

◆セルフケア

4つめの体質改善療法（セルフケア）は次の通りです。

・少食療法や断食などによって、皮膚、腸、呼吸器粘膜のバリアを健常にしてアレルゲンが入りにくくする。アトピー克服には胃腸の荒れ（キズ）を治し、便通を毎日つけるなど腸内環境を整えることが重要。和食中心とするが、野菜の食べすぎには注意しなければならない。

ただし、虚弱体質には、獣肉の臓器などパワーをつける方法も使用されることがある。

清涼飲料水、菓子パン、菓子類、化学調味料、天ぷらなどの油もの、肉類、果物などは控える。また、冷たいものにも注意が必要。健康茶などの水分は適度に摂取すること。

・温冷浴、運動などを行い、身体に適度な刺激を与え、副腎機能、自律神経機能や腎臓などの内臓を健全にする。温冷浴は痒みの改善に効果的。

・健康体操などを行って身体のバランスをとる

ことも重要。西式体操、ヨガ、一日1万歩程度の歩行がお奨め。

以上のようなことを実行し、規則正しい生活を送り、休養、睡眠は十分にとります。

花粉症

花粉症とは、スギやヒノキなどの植物の花粉が原因となって、くしゃみ・鼻みず・鼻づまりなどのアレルギー症状を起こす病気です。

現在、日本人の約30％が花粉症だといわれています。

花粉症は今や国民病とまでいわれていますが、意外なことに、戦後に初めて報告された新しい病気です。花粉症（特にスギ花粉症）は日本では、1960年代からわずか40年間で激増しました。

急増には次の要因が関係していると考えられます。

◆環境要因

スギ花粉量の増加、排気ガス・大気汚染、食環境や住宅環境の変化・不規則な生活リズム。

◆身体的要因

①皮膚粘膜生理機能の異常（易刺激性とバリア機能低下）

花粉症の場合の易刺激性とは、ささいな刺激にも激しく反応すること。しかも、皮膚や腸などの粘膜が弱く、外部からアレルゲンが入りやすい状態になっている。

②自律神経機能異常

自律神経のバランスが崩れ、副交感神経優位になっていると考えられる。

③副腎機能の低下

副腎皮質ホルモンの分泌が低下し、アレルギー症状が起こりやすくなっていると考えられる。

◆花粉症の治療

薬物療法、手術療法と減感作療法があります。

減感作療法は、抗原（花粉）を少量ずつ増やしながら注射していく方法で、長い期間（2〜3年）の治療が必要といわれています。

漢方では、花粉症の原因は「体の機能の乱れ」によって体内に余分な水分が停滞すると考え、駆水剤をよく使用します。鼻水のひどい寒証タイプには小青竜湯《しょうせいりゅうとう》、鼻づまりのひどい熱証タイプには辛夷清肺湯《しんいせいはいとう》が、それぞれ代表的漢方薬です。その他、症状、体質に応じて葛根湯《かっこんとう》、麻黄附子細辛湯《まおうぶしさいしんとう》などが使用されます。

◆セルフケア

①抗原の除去と回避

花粉症情報をチェックし、花粉の飛散量が多いと予想される要注意日には、外出は控えめにする。用事があって外出する時は、帽子・メガネ・マスクなどを身に付けて、花粉を完全防備する。帰宅時は、衣服などについた花粉を玄関で払い、家の中に持ち込まないように。洗顔やうがいの励行。洗濯物や布団をベランダなどで干した場合も注意！　布団はよく叩き、洗濯物は振り払って、花粉を落とすように。

②体質改善療法

和食中心で少食にし、よく噛んで食べる。一般に花粉症は、早食いで、過食の人に多い。主食は未精白穀類、副食は野菜中心に動物性食品、特に乳製品や玉子を控えめに。肥満気味の人は少食にしてやせることで顕著に改善することが多い。

③断食療法

半日断食（朝食抜き）や短期断食（一日断食など）は花粉症の改善に顕著な効果がある。腸粘膜の微細な傷やびらんが修復され、腸内細菌層も改善されていく。消化管内の不要なものをシャットアウトするバリア機能も正常に働く。腸と皮膚、粘膜とは密接に関連しており、腸粘膜バリア機能が回復すると皮膚、粘膜バリア機能も改善すると考えられている。

④温冷浴、冷水浴や裸療法

これらの療法で、副腎機能を鍛え、自律神経を調整し、皮膚を健全にする。風呂上がりなどにシャワーで数十秒水を浴びたり、洗面器で5～10杯水をかぶったりするのもよい。また、水泳も自律神経の調整に役立つ。

⑤健康体操

体のバランスをとる体操を毎日行うことは有効。体操、ヨガ、西式健康法の金魚運動、毛管運動、背腹運動などもお奨め。

⑥運動

特に、よく歩くこと（一日1万歩程度）がよい。

⑦規則正しい生活

規則正しい生活を送り、休養、睡眠は十分に。

糖尿病

日本の糖尿病人口（糖尿病が強く疑われる人）は950万人（2012年）です。運動不足や食事の欧米化が糖尿病の増加の原因に密接に関連していると考えられており、今後も糖尿病人口は増え続けることが予想されています。

糖尿病は血糖が高くなって（高血糖）、のどが渇いたり、多飲、多尿となり、この高血糖が慢性的に続くと合併症が出てくる病気です。

これはインスリンの作用不足の結果起こってきます。糖尿病は血管病です。血糖が高い状態が長年続くと、全身の血管や神経が傷害され、いろいろな合併症が起こります。糖尿病網膜症や糖尿病腎症、心筋梗塞、脳梗塞、足の壊疽《えそ》、下腿動脈閉塞症などの合併症が起こることが、この病気の怖いところです。

悪化すると失明したり、腎不全が進行し人工透析が必要となることもあります。

糖尿病には、1型糖尿病と2型糖尿病があります。

1型糖尿病は、すい臓がインスリンをほとんど作ることができないので、インスリンの注射が必要となります。子どもや比較的若い人に発症することが多く、頻度は1割以下、ウイルス感染などがきっかけとなり発症することが多いのです。

一方、2型糖尿病は、肥満型の中高年に多く発症し、日本人では大部分がこのタイプの糖尿病です。糖尿病の素因（遺伝因子）をもっている人に、食べ過ぎ、肥満、運動不足、加齢などの環境因子が加わった結果、起こります。

◆**診断**

次の4つのうちいずれかに該当すれば「糖尿病型」と診断されます。

①空腹時血糖が126mg／dl以上。

②75g糖負荷試験（OGTT）2時間後が200mg／dl以上。

③随時血糖値が200mg／dl以上。

④HbA1cが6・5%以上。

また①②③の3つのいずれかがあり、さらに④HbA1cが6・5%以上の場合、糖尿病と診断されます。

◆**治療**

2型糖尿病の治療の基本は、食事療法と運動療法です。ふたつの療法を行っても血糖値のコントロールが不良の場合、経口血糖降下剤を使用します。

しかし、それでもコントロール不良であれば、インスリン療法を取り入れるかどうか検討します。

◆**セルフケア**

・主食でもっともよいのは玄米など未精白穀類。少食にするが、2食、あるいは3食のどちらでもかまわない。太っている人なら、1週間から10日に一度の割合で一日断食を行うのもよい。

・ビタミン、ミネラル、食物繊維、酵素は必要量を十分にとること。生野菜ジュース、生野菜、生のタマネギなどは特にお奨め。

・不規則な食事時間、夜食、多すぎる間食や早食い、ストレス食いなど、悪しき食習慣を改める。
・運動習慣を身に付けることが重要。有酸素運動（歩く、走る、泳ぐ）、ストレッチ、筋力トレーニングなどを行う。
・西式健康法の温冷浴、毛管運動なども、自律神経の働きを活性化し、インスリン分泌を盛んにするので、なるべく実践したほうがよい。
・働き過ぎは、ストレスと過労をもたらし、血糖値を上げる大きな要因となる。働き過ぎをやめ、適度な休養、睡眠、ストレス対処も必要。
・空腹時血糖が３００㎎／dl以上の方の場合は、原則的に専門医の指導の下で行うこと。

コラム　糖質制限食

「糖質制限食」は、ご飯やパンなど炭水化物を控えて糖質を制限する食事で、最近流行っています。

主食をまったく抜くのではなく、糖質を少なめにするなど、適度に活用すればメリットも多いといえます。けれども欠点もあり、注意が必要です。

メリットは、普通にお腹いっぱい食べても摂取カロリーが上がりにくいことです。そのため、大食漢で太った人は減量しやすいし、血糖値は上昇せず糖尿病は改善しやすいのです。糖質制限食では、主食の炭水化物が少ない分、糖質の少ないお酒は飲んでもよいことになっています。お酒を控えられない人にとって、このこともメリットでしょう。

一方、欠点は、タンパク質のとり過ぎが腎機能を悪化させたり、脂質の取り過ぎが動脈硬化を促進させて長期的に心筋梗塞や脳卒中のリスクを高めたりする恐れがあることです。

また、糖質をほとんど摂らないと血糖が上昇しにくく、食事の満足度が得にくく、何か物足りなさが残る傾向があります。そのことがストレスとなり、リバウンドで炭水化物を多食する恐れもあるので注意が必要です。

高血圧

高血圧は、日本人にとって国民の3人に1人くらいと頻度の高い病気です。

血圧の高い状態が長年続くと、血管障害を引き起こす要因となり、脳、心、腎疾患を進行させ、生命や予後に悪い影響を及ぼします。特に、中年期の高血圧は高齢期認知症の危険因子となります。

診察室血圧（病院や診療所で測定した血圧）で最高血圧140㎜Hg以上、または最低血圧90㎜Hg以上である状態を高血圧と定義しています。家庭血圧（家庭で測定した血圧）で135／85㎜Hg以上です。

高血圧には、大きく分けて、本態性高血圧と二次性高血圧のふたつがあります。

全体の90％程度が原因不明の本態性高血圧で、残りの約10％が二次性高血圧です。

二次性高血圧には、腎血管性高血圧、腎実質性高血圧、原発性アルドステロン症、褐色細胞腫、クッシング症候群、大動脈炎症候群、大動脈縮窄症などによるものがあります。

一方、本態性高血圧は、生活習慣の乱れや遺伝素因、加齢などが関連し合って発症すると考えられています。本態性高血圧症を発病させる悪い生活習慣としては、塩分のとり過ぎ、肥満、運動不足、過度の飲酒、喫煙、ストレスなどがあります。

◆治療

本態性高血圧と二次性高血圧とでは、治療法が大きく異なります。前者では、重症度に応じて、生活習慣を改善して経過観察するものから、降圧薬を中心とした薬物療法に生活習慣の改善を加えたものまであります。後者では、高血圧の原因を除去することが主体になります。

◆予防・セルフケア

・少食にして肥満を防ぐ。主食に適しているのは未精白米。玄米には、血圧を下げる作用がすぐれているマグネシウムが多く含まれる。
・カリウムが多く含まれる生野菜ジュースは効果的。カリウムは血圧を上げる要因となるナトリウムを抑制する。生野菜ジュースは青汁かニンジンジュースが一般的だが、どちらが適しているかは体質による。ただし、果物のとり過ぎには注意。
・タンパク質は植物性食品を中心に。植物性のタンパク食品の代表的なものが大豆で、大豆に含まれるイソフラボンには降圧作用がある。
・海藻やシイタケも、血圧によい食品。
・ナトリウムのとり過ぎは血圧を上昇させる一因。食塩の一日の摂取量は７g以下に制限する。料理は薄味を心がけ、薄味に慣れるようにする。
・コレステロール、動物性脂肪は控えめに。
・白砂糖、嗜好飲料はできるだけ避ける。

・酒、タバコの過剰摂取は血圧を上げる一因。とり過ぎに注意。
・歩行やスクワットなどを行って、特に下肢の血行をよくすることが大切。
・早足で歩くなどの有酸素運動を行う。心拍数が110～120／分程度の強さで、毎日30分、あるいは30～45分程度の運動を週に3回行うことが基本。
・温冷浴、毛管運動、裸療法などがお奨め。瞑想、呼吸法もよい。
・働き過ぎやストレスを避け、睡眠を十分にとる。怒りや精神的イライラは血圧を上げるもと。
・寒さは血圧を急上昇させる。寒い冬は、急に寒さにさらされることがないように。

肥満

肥満かどうかの判定は通常、ＢＭＩ（体格指数）によって行います。

ＢＭＩが25以上が「肥満」です。また肥満による健康障害があるか、内臓脂肪の蓄積（腹部ＣＴ検査による）があれば「肥満症」と診断されます。

肥満は生活習慣病の温床です。次のようなさまざまな病気を併発しやすくなります。

2型糖尿病、耐糖能障害／脂質代謝障害／高血圧／高尿酸血症、痛風／冠動脈疾患（心筋梗塞、狭心症）／脳梗塞（脳血栓）、一過性脳虚血発作／睡眠時無呼吸症候群（Pickwick 症候群）／脂肪肝／整形外科的疾患（変形性関節症、腰痛症）／月経異常。

◆肥満のタイプ

肥満にはいくつかタイプがあります。上半身肥満と内臓脂肪型肥満は危険な肥満のタイプです。ウエストのサイズが男性で85㎝以上、女性で90㎝以上のものを上半身肥満と判定します。

脂肪がおなかにつくのが「上半身肥満（リンゴ型、内臓脂肪型）」で、おしりにつくのが「下半身肥満（西洋梨型、皮下脂肪型）」です。

肥満者の大部分（95％）は原発性肥満で、食習慣や運動不足、環境因子、遺伝的要素などによって起きるものです。これは従来は「単純性肥満」と呼ばれていました。

それに対して2次性肥満といわれる肥満があります。このタイプは、原因となる疾病があってそれに起因して起こったもので、従来「症候性肥満」と呼ばれていました。

◆肥満と生活習慣病

高血圧、高脂血症、糖尿病、動脈硬化といった生活習慣病の基礎に、肥満とむすびついたインスリン抵抗性があります（図21）。こうした病態が集積している症例では、単に個々の疾患に対応するのではなく、その根底にある肥満およびインスリン抵抗性の改善をはからなくてはなりません。

インスリン抵抗性を改善するには過食、運動不足を解消し、ストレスをコントロールすることが重要になります。

◆予防・セルフケア

・主食は玄米など未精白穀類が適している。一口30回程度、よく噛んで食べるように。

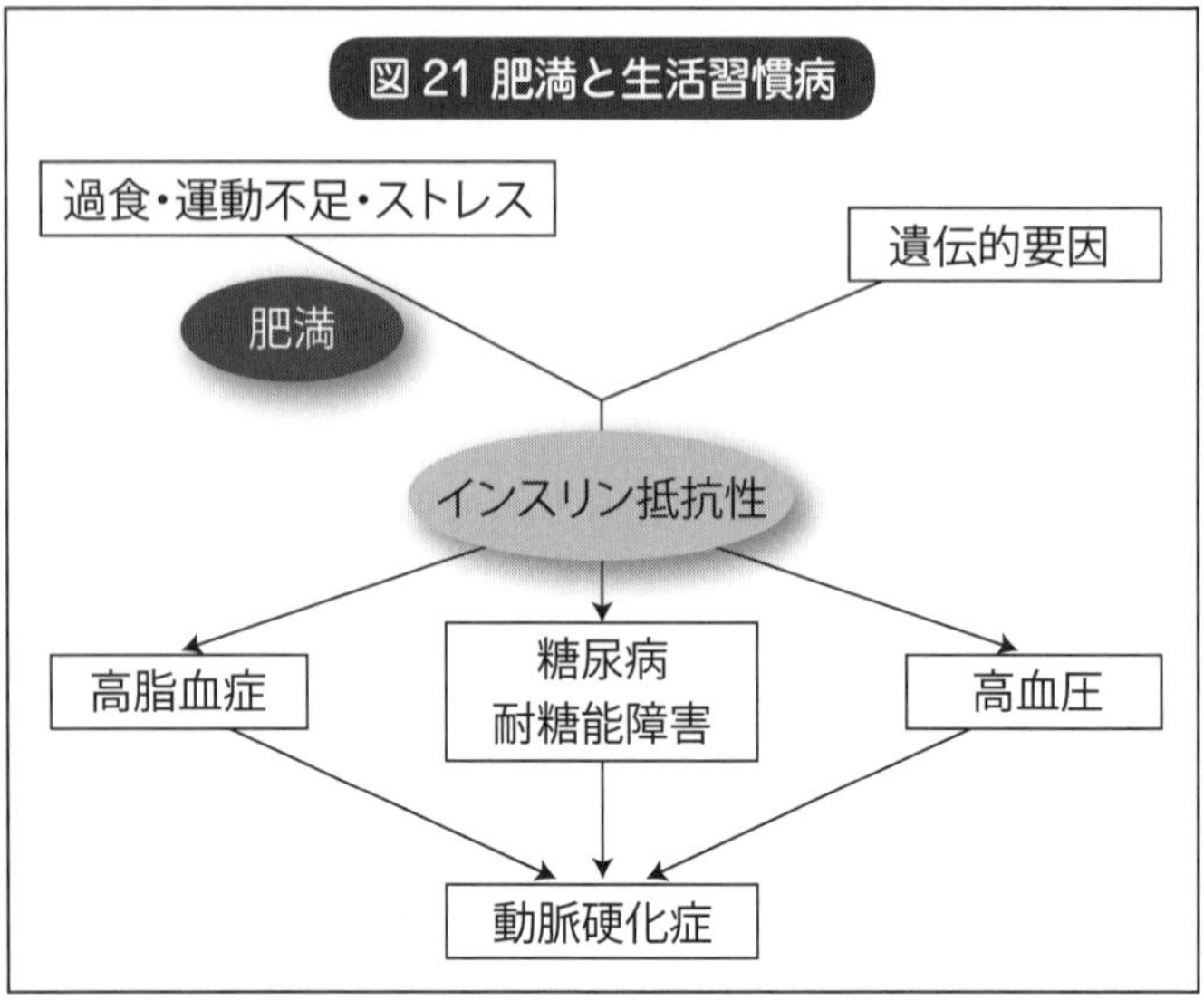

・少食にすることが大事で、一般に、一日1200〜1600kcalの少食（朝食抜き、一日2食の半日断食など）を継続するのがよい。

・ビタミン、ミネラル、食物繊維、酵素の必要量を十分にとる。タンパク質は最低量（一日に標準体重（kg）×1・0g程度）は確保する。

・菓子類、果物、アルコールは要注意。

・運動習慣をつけることも大事。毎日の生活の中で積極的に身体を動かすように。運動は、有酸素運動（歩く、走る、泳ぐ）を主体に、ストレッチ、筋力トレーニングなどを。温冷浴もお奨め。

・働き過ぎはやめ、適度な休養、睡眠が必要。

図22 メタボリックシンドローム

日本におけるメタボリックシンドロームの診断基準（2005年）

A 腹　囲　男性……85cm以上
女性……90cm

B ❶〜❸の2項目以上

❶ 中性脂肪
150mg／dl以上
かつ／またはHDLコレステロール40mg／dl以下

❷ 血　圧
収縮期血圧130mmHg以上
かつ／または拡張期血圧85mmHg以上

❸ 血　糖
空腹時血糖110mm／dl以上

コラム　メタボリックシンドローム

最近「メタボリックシンドローム」という言葉をよく聞きます。この言葉は平成20年（2008年）「特定健診・特定保健指導」の開始とともによく使われるようになりました。これは、「内臓脂肪型肥満」の人が高血糖・高血圧・脂質代謝異常のうちふたつ以上を併発している状態を指します（図22）。

「特定保健指導」では、生活習慣介入指導が行われます。すなわち、食事、運動療法などの生活習慣療法について、管理栄養士、保健師、健康運動指導士など専門職によるカウンセリングとアドバイスが行われます。

睡眠時無呼吸症候群

睡眠時無呼吸症候群は、睡眠中に呼吸が止まった状態（10秒以上の無呼吸）が、1時間に5回以上、あるいは一晩30回以上くり返す病気です。肥満の人に多く、最近増加しています。また、日中の眠気による居眠り運転で交通事故などを起こしやすく、このことから最近、社会的にも注目されています。

症状として、いびきや不眠のほかにも、夜間睡眠中に目が覚めたり、起床時に頭痛がしたり、日中に眠気に襲われたりします。また、高血圧のほか、不整脈などの循環器・呼吸器系の障害などの合併症を引き起こすこともあります。

肥満体や首が短くて太い人で、咽頭の筋肉や舌が緩み、気道が狭くなって起こりやすいことがわかっています。

治療法としては、減量、扁桃の手術、鼻の手術、鼻からマスクで空気を流すシーパップ（CPAP）、眠る時にマウスピースを装着するなどがあります。

◆セルフケア

・肥満やのどの腫れを治すため、少食にして痩せることが大切。
・食生活では、寝る前3時間は何も食べず、空腹で寝ることが重要。
・西式健康法では、足首の炎症とのどの腫れが密接な関係があるといわれている。これを治すにも少食が大切。できれば菜食がよい。
・自律神経を整え反射の機能を健常にするた

め、西式の背腹運動、金魚運動、毛管運動や温冷浴などを行うのもお奨め。

・アルコールや睡眠剤は、上気道の活動性を弱めるので、この病気にとってよくない。できればやめたほうがよい。

便秘

便通は本来、毎日あるのが健康な状態です。便通が3日以上なかったり、便の量が少なく残便感があったりする状態を便秘と呼びます。女性に多く、排便が困難になるほか、腹痛、腹部膨満感、食欲不振などの症状も現れます。

また、肌荒れや肩コリのほか、イライラ感、うつ気分などが起こるなど、全身に影響が出ることもあります。「便秘は万病のもと」というように、便秘を解消し、腸内環境を良好にしておくことは心身の健康にとって重要です。

◆セルフケアー食習慣

便通のほとんどは、セルフケアとして、食事や運動など生活習慣を改善することで解消します。

・**食物繊維を十分にとる**

穀物（玄米など）、いも類、豆類（黒豆、小豆）、海藻類、寒天、こぼう、アロエ、果物（リンゴ、バナナ）、野菜類（根菜類）などをよくとる。

・**水分を十分にとる**

特に起床直後、一杯の水を飲むと腸が刺激され、排便が促される。一日1～2リットル程度の水または健康茶（柿茶や番茶など）を飲むとよい。

・**腸内環境を整える食品を積極的にとる**

乳酸菌を含むプレーンヨーグルトや納豆、味噌、醤油、梅干しなどの発酵食品、オリゴ糖などは腸内環境を整え、便秘を改善する。

・極端なダイエットは避ける

バランスのとれた食生活にする。脂肪を適量摂取することも重要。

◆セルフケアー運動やその他の方法

・全身運動

ウォーキング、ジョギング、ストレッチ、体操、ヨガ、水泳、山登りなど。特に足を使う運動は胃腸の働きを活発にする。

・腹筋運動

腹筋を鍛えることも排便にとって大切。

・腹部マッサージ

血行がよくなり、胃腸の働きを活発にする。寝る前や起床時に3分程度行うのを習慣に。

・漢方療法

長期間連用すると、漢方薬に含まれるシュウ酸のため腎臓結石を起こすリスクがあるといわれているため注意が必要。証に応じた代表的な漢方薬を挙げておく。

実証……防風通聖散《ぼうふうつうしょうさん》、大柴胡湯《だいさいことう》、桃核承気湯《とうかくじょうきとう》
中間証……大黄甘草湯《だいおうかんぞうとう》
虚証……麻子仁丸《ましにんがん》、潤腸湯《じゅんちょうとう》

・西式健康法

背腹運動、金魚運動、温冷浴、裸療法、腹部ミソ湿布、生野菜食、腸内洗浄、断食療法、水酸化マグネシウム（ミルマグ、スイマグ）飲用などはすべて、便秘を解消するだけでなく、宿便を排除する方法でもある。

・断食療法

半日断食、一日断食、すまし汁断食、リンゴ断食など短期間で宿便を排出し腸内環境を整える。

・鍼灸、指圧療法

腸の働きを活発にする効果がある。

・便秘薬

便秘薬には一般下剤や整腸剤がある。西式健康法では、塩類下剤である水酸化マグネシウムをよく使う。水酸化マグネシウムには、排便作用のほか、宿便をほぐす、腸内の傷を治す、腸内の一酸化炭素の毒を消す、マグネシウムの補給などの作用があるといわれている。

・浣腸

グリセリン浣腸は、肛門や直腸の粘膜を刺激して、排便を促す。

以上のようなさまざまな方法を行っても便秘が続く場合、また完全に腸内の便を取り除く方法として、腸内洗浄があります。

これは、ぬるま湯を大人0・5～1ℓ程度腸に注入し、それらの湯と一緒に便を排出する方法です。民間療法でコーヒー浣腸といい、ぬるま湯の代わりにコーヒーを主成分とするものを入れる方法もあります。いずれも便秘解消に役立つ方法ですが、専門の医師などの指導のもとで行うことが望ましいです。

・排便習慣をつける

便意を感じたら排便を我慢しない。排便がなくとも、毎日決まった時刻に（朝食後など）トイレに行く習慣を身につけること。

・ストレスをためない

睡眠不足や心配事は胃腸の働きを弱め、便秘を引き起こす。ストレス解消や休養も必要。

冷え症

冷えとは、おもに手、足、腰など特定の部分だけに冷たさを感じる症状です。女性に多く、時に冷たさと同時に腰痛などの痛みを感じることもあります。

冷えを訴える場合、低血圧、貧血、膠原病や甲状腺機能低下症などのほか、閉塞性動脈硬化症など血管の病気が存在する場合があります。

このような病気がないのに起こる冷えを「冷え症」といいます。おもに、血液の循環を調節する自律神経系の働きがにぶくなり、末梢血管が収縮して血流量が減少するのが原因です。その他、月経や更年期障害によるホルモン分泌の乱れ、精神的ストレスなども関係します。

漢方医学的には、冷え症は陰証、寒証であると考えられ、虚症で体力がない人に多くみられます。けれども、比較的体力のある人でも起こることがあります。

近年、食生活の変化、(冷えたものを飲食しやすい)、運動不足、住環境の変化(木造からコンクリートへ)、ストレス過多、過度の薄着の傾向などより、身体は冷えやすくなっています。そのことが、血行不良を伴い、さまざまな病気の原因になっています。冷えは万病のもとで、冷えをなくすと体調が良くなり気持ちも落ち着きます。

◆冷え症と体温低下の原因

冷え症の人は、本来の体温よりも低体温になっている場合があります。現代の生活は、次に挙げるように、体温の低下や冷え症をもたらす要因にあふれています。

・**運動不足（特に下半身の運動不足）**

車など交通手段の発達によって、歩いたり、体を使ったりすることが少なくなっている。

・**食生活の乱れ**

過食癖、体を冷やす飲食、清涼飲料水、アルコール、ファストフード、甘いお菓子、乳製品、精製したものなどの過剰摂取により、宿便をつくりやすく腸内環境が悪化し、免疫力が低下する。これは体温の低下と冷えをもたらす。西式甲田療法では、宿便による血管運動神経の障害と過食や甘いもの、アルコールの過剰摂取によるグローミュー（動静脈吻合）の衰えを重視している。このことが冷えを引き起こす要因となると考えている。

・**生活リズム（体内リズム）の乱れ**

睡眠不足、昼夜逆転の生活、夜更かしなどによって、体内リズムが乱れやすくなる。

・**過度のストレスによる血行不良**

心理的ストレス、働き過ぎなどは、交感神経の過緊張を招きやすく、それによって血行は悪くなる。そのため、冷えが引き起こされる。

・**日光浴不足**

ビル、マンション内での仕事や居住が多くなり、日光にあたることが減っている。新陳代謝が不活発なため、体温が上がらない。

・**過度の冷房**

クーラーなどの過剰使用は身体を冷やす。

・**間違った入浴法**

シャワーですます習慣が多くなり、入浴して身体を温めることが減っている。

・**薬の飲みすぎ**

薬に依存したり、過剰に服用したりすることが交感神経の過緊張をもたらし、冷えを招く。

・**環境の悪化**

大気汚染、食品汚染、電磁波障害などで血行不良になりがち。

・**家屋**

コンクリート建築が多く、体を冷やしがち。

・**過度の薄着の習慣**

若い女性に過度の薄着の傾向がある。薄着によって、特に腰や足が冷えると有害。

◆セルフケア

・**適度な運動**

ウォーキング、ラジオ体操、ストレッチ、スクワット、毛管運動などの運動がある。また、生活の中で積極的に体を使って作業などをして、筋肉量をアップさせることも有効。足には全身の約7割の筋肉があるので、特に下半身を動かす運動を。

・**食事**

体を冷やす食品や甘いお菓子の摂取を制限する。加工食より自然食を。過食癖を改め、栄養バランスよく。特にビタミンE、C、B1、パントテン酸、良質のタンパク質などを積極的に。

・**生活リズムを自然に即す**

できるだけ早寝早起きの習慣をつける。適度な睡眠を心がけて。

・**ストレスコントロール**

過剰なストレスを除き、働き過ぎをやめる。よく笑うように。呼吸法も効果的。

・**日光浴、大気浴、温冷浴**

これらを適度に行い、皮膚機能を高める。

・過度な冷房をやめる

過度な冷房は冷えを招く。

・シャワーより入浴を

ぬるめの湯（38～40度くらい）にゆっくりつかる。足湯、温冷浴などをとり入れて。

・薬に頼りすぎない

西洋薬には体を冷やすものが多いので、なるべく頼らないようにすることが大事。

・できる限り自然な環境の中で生活を

空気清浄機、炭などを利用し、なるべく自然な環境の中で暮らすように。排ガスなど身体に有害なストレスをできるだけ避けて。また、タバコは空気を汚す原因となることからも、同様に控えよう。

・家屋

冷え症には木造建築のほうが望ましい。

・漢方薬

実証……桂枝茯苓丸《けいしぶくりょうがん》、桃核承気湯《とうかくじょうきとう》など

虚症……当帰芍薬散《とうきしゃくやくさん》、当帰四逆加呉茱萸生姜《とうきしぎゃくかごしゅゆしょうきょう》湯《とう》、加味逍遙散《かみしょうようさん》、八味地黄丸《はちみじおうがん》、真武湯など

・東洋医学の利用

鍼、灸、指圧、マッサージ（特に腹部）などで自律神経を調整し、血行をよくする。

・その他のケア

厚めの靴下、腹巻、湯たんぽ、マフラー、ベスト、タイツやスパッツ、使い捨てカイロなどを適正に使用。頭寒足熱を心がけること。ビワの葉温灸、生姜湿布などもよい。断食、少食で宿便を減らし、腸内環境をよくすることは冷え症体質を改善することに有効。

図23 体を温める食べ物・冷やす食べ物（食材）

	体を温める食べ物	体を冷やす食べ物
穀類・豆類	もち米、そば、小豆、黒豆	あわ、小麦、白いパン、豆腐
植物性食品	（根菜類や海藻類）ネギ、タマネギ、ニラ、人参、シソ、ゴボウ、山芋、カボチャ	（葉菜類）トマト、キュウリ、ホウレン草、ナス、生シイタケ、レタス
動物性食品	赤身の肉、レバー（鶏、豚）、卵、チーズ、魚、魚介類	白身の肉、牛乳
果物	（北方産）りんご、さくらんぼ、いちご	（南方産）バナナ、ミカン、レモン、スイカ、メロン、ブドウ
香辛料・調味料	しょうが、唐辛子、酒、天然塩、にんにく、わさび、味噌、しょう油	白砂糖、ハチミツ
油脂	ゴマ油、コーン油、大豆油	バター、マヨネーズ
飲料	紅茶、ココア、赤ワイン、紹興酒、日本酒	コーヒー、緑茶、ビール、清涼飲料水

コラム 体を温める食べ物、冷やす食べ物

近年、食生活の変化や運動不足、住環境の変化、ストレス過多、過度の薄着の傾向などが要因となって、体は冷えやすくなっています。したがって、食生活も体を冷やさない食事が大事です。

食材や食べ物、飲み物には、体を温めるものと、体を冷やすものがあります（図23）。

体を温める食べ物を中心にとることが体によいし、体を冷やす食べ物をとり過ぎるとよくありません。ただし、温めるものばかり食べていると、体が怠けてしまい、自力で熱をつくろうとしなくなります。体を温める食べ物を中心にして、かつ一部は体を冷やす食べ物も摂取すると、体ががんばって、ちょうどよいようです。

不眠症

不眠症とは、夜寝つきが悪い、眠りを維持できない、朝早く目が覚める、眠りが浅く十分眠った感じがしないなどの症状が長期間続き、よく眠れないため日中の眠気、注意力の散漫、疲れや種々の体調不良が起こる状態を指します。

わが国においては、約5人に1人が不眠の症状で悩んでいるとされています。

不眠症は、20~30歳代に始まり、中年、老年と急激に増加し、加齢とともに増加します。また、男性よりも女性に多いといわれています。

原因として、ストレスや夜型の生活、さらにはパソコン、スマホなどの夜遅くまでの使用などが不眠を増やしていると考えられています。

◆原因

不眠症を引き起こすおもな原因に次のようなものがあります。

・環境要因

時差がある場所へ移動したり、旅行などで枕が変わったりすると眠れなくなる。また、暑さや騒音、明るさなどの影響も不眠の原因となる。

・身体要因

年齢、性差、頻尿、痛み、かゆみなど。高齢になると一般に、眠りが浅くなる。痛み、かゆみなどの症状は、睡眠の妨げになり、頻尿は睡眠が分断され、安眠を妨げる。

・心の要因

悩みやイライラ、極度の緊張からの精神的ストレスや、睡眠に対するこだわりなどがあると、気持ちが安定せず、安眠の妨げとなる。

・**生活習慣要因**

アルコール、ニコチン（喫煙）、カフェイン（コーヒーなど）の摂取、薬の副作用。運動不足など。これらは自律神経のバランスを崩す要因で、不眠の原因となる。

・**病気**

うつ病、睡眠時無呼吸症候群、むずむず脚症候群など。これらの病気が背景にある場合は、病気の専門的治療が必要な場合がある。

◆治療

不眠のタイプ、原因によって睡眠剤を使い分けます。また、不眠の原因に応じた対処をします。十分眠っても日中の眠気が強い時は医師に相談してください。

◆セルフケア

不眠症は、セルフケアが大事ですし、セルフケアすることによって、かなり改善できます。

・睡眠時間については、「8時間眠らなければならない」などと考え、不足すると気にする人がいるが、必要な睡眠時間は人それぞれ違う。日中に眠気が生じて困らなければよい。また、歳をとると必要な睡眠時間は短くなる。

・同じ時刻に毎日起床する。早寝早起きでなく、早起きをしよう。早起きが早寝に通じる。

・光を利用する。つまり、目が覚めたら日光を取り入れ、体内時計をスイッチオンする。また、昼の室外での作業、運動や一日30分程度の日光浴は、夜眠りやすくなる。

・規則正しく、バランスのとれた食習慣（少食療法など）を。
・寝る前3時間は食事をしないように。夜食をとるならごく軽く。
・カルシウムなどミネラルが豊富な黒ゴマや生タマネギのスライスを、毎日少しずつ食べる。
・日中、しっかり活動（仕事、作業など）する。
・運動を習慣に。運動は熟睡を促進する。
・刺激物を避け、眠る前には自分なりのリラックス法を実践しよう。
・就床前4時間はカフェイン（コーヒーや緑茶など）を摂取しないように。また、就床前1時間の喫煙は避けよう。
・夜間にテレビ、ゲーム、ネットなどを過剰に利用しないように注意。
・昼寝をするなら、午後3時前の20～30分間にとどめよう。
・睡眠中の激しいイビキ、呼吸停止や足のぴくつき、むずむず感は要注意。背景に睡眠障害を引き起こす病気が潜んでいるかもしれない。専門治療が必要な場合がある。十分眠っても日中の眠気が強い時は医師に相談を。

ストレス

ストレス社会といわれるように、現代は様々なストレスの要因があふれています。けれども私たちが通常、もっともストレスと認識することが多いのは心理・社会的ストレスでしょう。

急に心理的に大きなストレスに襲われると、胃が痛くなるといいますが、実際、ストレスにさら

図24　ストレスとストレッサー

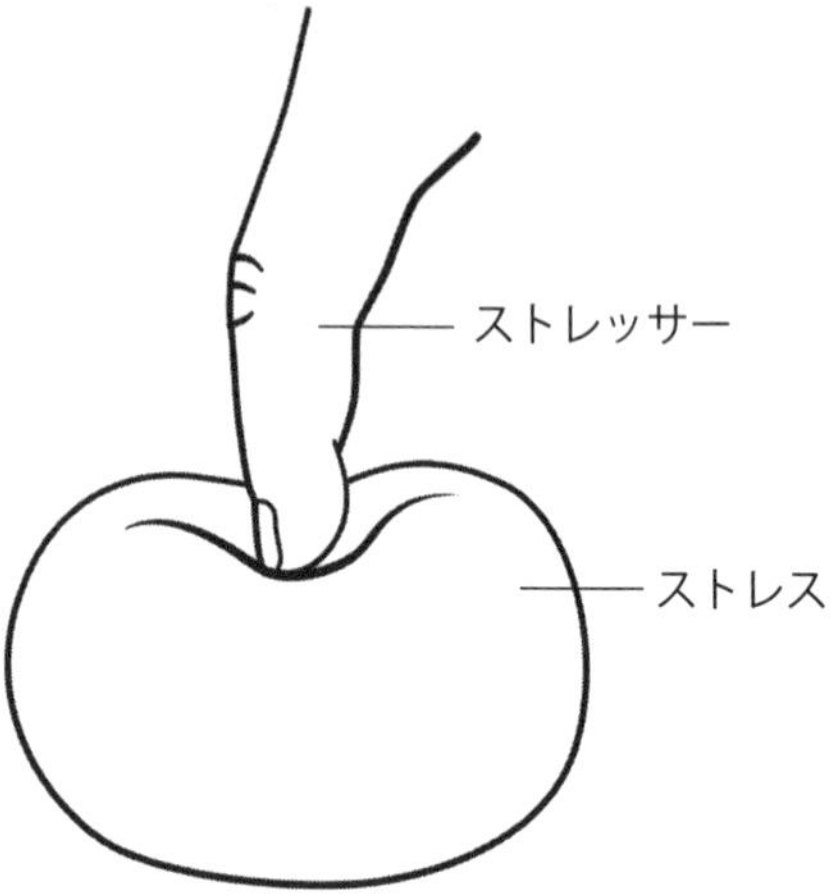

されると胃の粘膜の血行は滞ります。虚血状態になるから、痛むのです。また、慢性的にストレスにさらされると、体の内部環境は次第にひずみが生じます。自律神経のバランスは崩れ、血液循環は悪くなり、免疫力は低下します。こうして、さまざまな病気の発症につながっていきます。

現代に生きている私たちにとって、ストレスは健康を害し、病気を引き起こす大敵です。いいかえると、ストレスに上手に対処することこそ、健康に生きる鍵であるといえるでしょう。

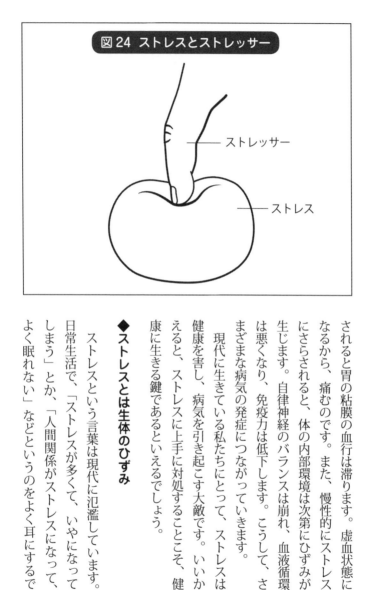

◆ストレスとは生体のひずみ

ストレスという言葉は現代に氾濫しています。日常生活で、「ストレスが多くて、いやになってしまう」とか、「人間関係がストレスになって、よく眠れない」などというのをよく耳にするでしょう。

ストレスという言葉はもともと、物理学で使用されていました。たとえば、ゴムボールを指で押すとへこみますが、指でボールを押すのがストレッサーで、ボールがへこむことをストレスというのです（図24）。

ところが医学の世界では現在、ストレッサーもストレスも、まとめてストレスと呼ぶ傾向があります。一般的にも、先に挙げた「人間関係がストレスになって、よく眠れない」という場合、本来は人間関係がストレッサーで、眠れなくなったことがストレスですが、どちらもストレスとして扱っています。

◆ストレッサーの種類

心身にストレスとなるものには、次に挙げるように実に多くの種類があります。

・**物理・化学的ストレッサー（環境）**
寒冷、高温、熱傷、放射線、電磁波、騒音、大気汚染、水質汚染、食物汚染、化学物質など。

・**身体的ストレッサー（肉体）**
飢餓、過食、過重労働、不規則労働、薬物、身体のコリや歪み、病気など。

・**心理・社会的ストレッサー（精神）**
悩みごと……親子、同胞、夫婦、親族、上司と部下、同僚間など人間関係。配置転換、昇進、子育て、経済問題、配偶者の死、離婚、失業、倒産、就職困難、受験、倫理観の阻害など。

◆職場性ストレスモデル

ストレス対策をするうえで、米国立労働安全衛生研究所（NIOSH）のモデル（図25）が大変

図25 職場性ストレスモデル

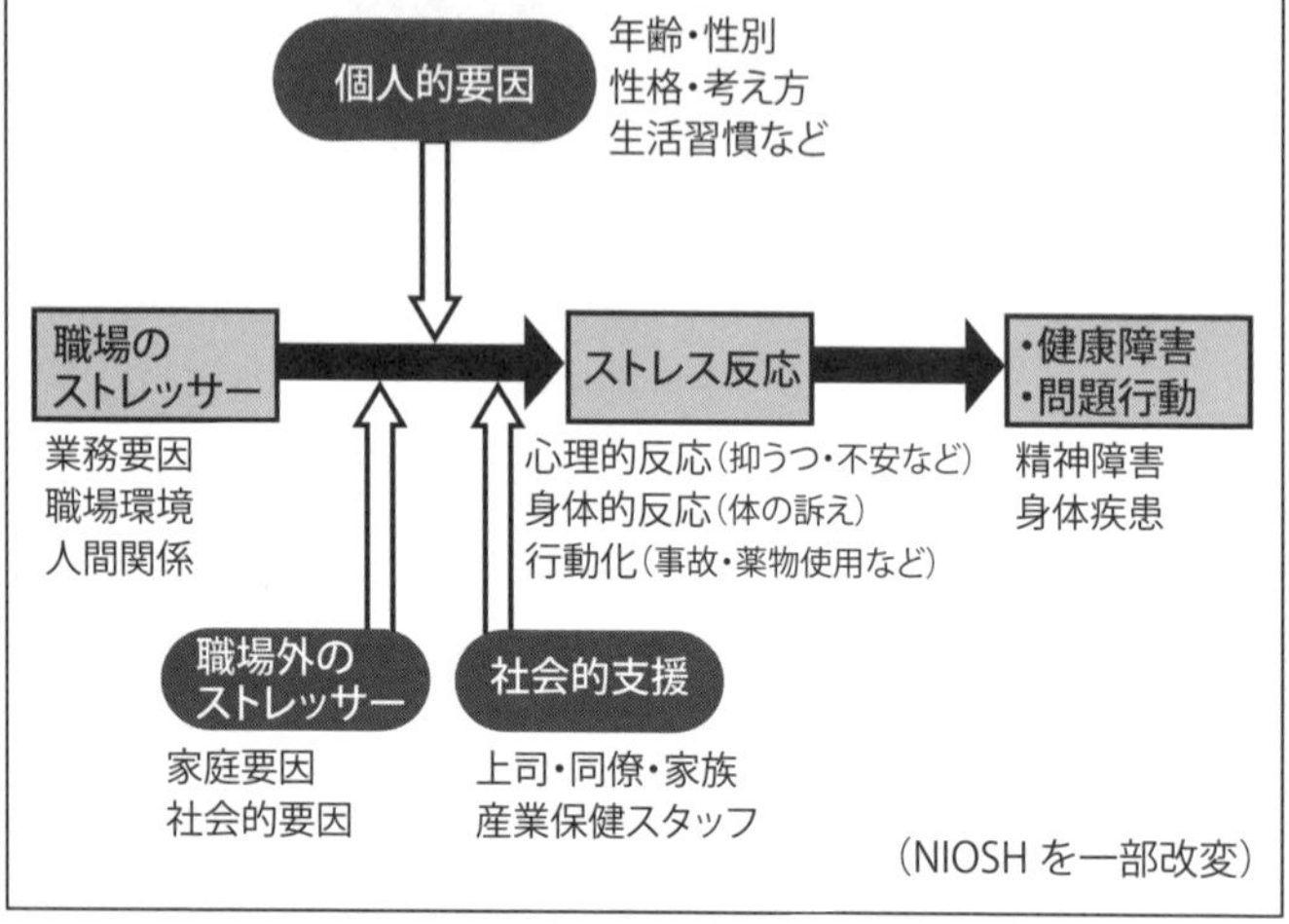

役立ちます。

　働く人のストレスにかかわる要因として、人間関係や仕事量といった「職場のストレス要因」のほか、家庭問題など「職場外の要因」があります。

　ストレスを受けても病気になるか、ならないかは「個人的要因（性格や生活習慣など）」や「社会的支援（上司や同僚などからのサポートなど）」によって違いがあります。

　やはり楽天的な人や健康的な生活習慣の人、周囲からサポートを受けやすい人はストレスに強い傾向があります。

　ストレスを受けるとストレス反応として心理面や身体面、行動面で反応が起こります。そして強いストレスが長引くと次に述べるストレス病がおこります。すなわち精神疾患や身体疾患、行動異常などです。

◆**ストレスと関係の深い病気（ストレス病）**

ストレスが原因になりやすい病気に次のようなものがあります。

①**精神疾患**

・睡眠障害。

・不安障害（神経症）、パニック障害、身体表現性障害、解離性障害。

・うつ病、新型うつ病。

②**身体疾患**

心身症、慢性疲労症候群、さまざまな愁訴と病気。

③**行動異常**

アルコール依存、薬物乱用、摂食障害、不登校、出社拒否、事故など。

◆**セルフケア―身体面での対処法**

・**正しいリズムで生活（睡眠、食事、運動など）**

早寝早起きし、働き過ぎには休養をとる。

・**運動**

歩行などリズム運動は、抗ストレスホルモンのセロトニンを出す。

・**栄養**

ビタミン、ミネラル、タンパク質、食物繊維を十分にとる。ストレスにさらされると甘い物を欲しがる人がいるが、甘いお菓子、飲料のとり過ぎに注意。

・**リラクゼーション法**

自律訓練法（瞑想）、呼吸法、ヨガ、気功など。

・**その他……環境改善、冷え対策。**

◆セルフケアー精神面での対処法

・気分転換をはかる

スポーツを楽しむ、趣味をもつ（音楽、絵画、華道、書道、茶道、読書、旅行など）、娯楽を楽しむ（囲碁、将棋、マージャン、映画、演劇、テレビなど）ことなどは、気分転換となり、ストレスの解消に役立つ。また、アルコールなどの嗜好品、入浴、会話、香り、動物を飼うことなども、心を落ち着かせたり、なごませたり、ストレスを緩和、解消する。

・笑う、泣く

涙にはストレスを一気に解消する機能がある。つらいとき、悲しいときなどは、その感情を抑えず、泣こう。一方、笑顔は免疫機能を高める。面白くないけれども、また、笑う気分でなくても、「にもかかわらず笑う」こと。

また、意識的にため息をつくのもお奨め。

・積極的な言葉、思い、イメージが大切

「良《よ》くなる。能《よ》くなる。善《よ》くなる」「ありがとう」「感謝します」「ツイテル」などを口癖にしよう。これらはプラス思考の能動的な言葉。これらの言葉を口癖にすると、考え方や行動が能動的になり、ストレスをストレスと感じることが減っていく。それとは逆に「どうせだめだから」「ついてないなあ」などのマイナス思考の言葉はタブーにすること。

・認知行動療法

認知行動療法とは自分の考え方の癖を見直して、バランスの良い考えをすることで、気持ちを楽にしていく方法。森田療法と同様に心身の抗ストレス力向上に役立つ。

・その他

人間関係づくり（コミュニケーション）、目的意識、生き甲斐、信仰も重要。また、慢性的な病気の人にとっては、従病主義（128ページ参照）も役立つ。

◆適度なストレスは健康をつくる

ストレスは、悪いとは限りません。たとえば、家族を養うためには、いやな仕事も進んでしなければならないし、組織においては我慢しなければならないことはよくあります。

あれもこれもストレスですが、ストレスがあるから、がんばれるし、忍耐力を向上させることもできます。

同じことは、身体についてもいえます。過度のストレスは病気を引き起こしますが、適度なストレスは身体を鍛え、健康をつくります。

したがって飢えや寒さもストレスですが、適度であれば、健康づくりに大変役立ちます。

コラム　ストレスと栄養

食事はバランスよくといわれますが、ストレス対策における食事も同じことがいえます。ストレスに強くなる食生活を考えるとすれば、そのポイントがいくつか挙げられます。

基本的なこととして、できるだけ食事は規則正しく食べ、夜食、間食、欠食を控えましょう。よく噛んで味わいながら食べます。

栄養では、ビタミン（ビタミンC、B群）、ミネラル（カルシウム、マグネシウム、鉄、亜鉛）を適度に摂取することが重要です。また、タンパク質、食物繊維も大事です。

図26 ストレスに強くなる栄養素

栄養素	ストレス軽減にかかわる働き	多く含む食品
ビタミンB群	神経の働きを正常にする。不足すると心身ともに疲れやすくなる。	豚肉、胚芽パン、レバー、納豆など大豆製品、ニンニク、玄米など
ビタミンC	心身を安定させ、ストレスに対する抵抗力を高める	トマト、レモン、いちご、緑茶、柿茶、小松菜など
カルシウム	イライラ、怒りっぽい、不眠などの興奮を抑える	チーズ、ヨーグルト、干しエビ、小魚、木綿豆腐、牛乳、海草など
ビタミンD	カルシウムの吸収率を高める	さけ、かれい、さば、しいたけ、きくらげなど
マグネシウム	体の機能の維持や調節に不可欠なミネラル	豆腐、納豆、海草、するめ、アーモンド、ゴマ、にがりなど （注）肉類の食べ過ぎは、マグネシウムの吸収を妨げる
ビタミンA	ストレスに対する抵抗力を高める。油と一緒にとると吸収率がアップする。	レバー類、ウナギ、アナゴ、チーズ、ニンジン、春菊、モロヘイヤ、小松菜など
ビタミンE	老化を防止し、血液の循環を促して、自律神経をコントロールする	タラコ、スジコ、ウナギ、ブリ、アーモンド、ゴマ、カボチャ、アボカド、抹茶など
亜鉛	体の細胞の新陳代謝を促し、免疫力を高める	レバー、ウナギ、シシャモ、玄米、ナッツ類、豆類など

出典：「健康サポート」全国健康保険協会　東京都

つまり、ストレスに強くなるためには、緑黄色野菜や果物、魚介類、豆類、乳製品などを適度に摂取すればよいのです。タンパク質は豆腐、納豆、魚などでとりましょう。

図26はストレスに強くなる栄養素についてまとめたものです。

コラム　GI値

GI値とは、グリセミック・インデックス（Glycemic Index）の略で、1つの食品が体内で糖に変わり血糖値が上昇するスピードを計ったものです。ブドウ糖を摂取したときの血糖値上昇率を100として、相対的に表されています。

このGI値が低ければ低いほど、血糖値の上昇がゆるやかになり、インスリンの分泌も抑えられます（図28）。

食後血糖値は、一般的にピークが食後30分〜60分で、140mg／dlを超えることはあまりありません。

●食材によって変わる血糖曲線

図27は、同一人物が12時間絶食後、それぞれの食材を食べた後の血糖値を5時間にわたってそれぞれ測定したものです。精製パン、果物、全粒粉パンは糖質で、ゆで卵、納豆はたんぱく質です。

精製されたものより未精製のもの（全粒粉）のほうが血糖値の上昇が少なく、たんぱく質をとった場合は、その後の血糖が安定しています。

●低血糖を防止する食品

低血糖の防止やダイエットのためには、GI値が60以下の食品を食べるとよいでしょう。

図29はおもな食品のGI値をまとめたものです。アンダーラインが低GI値食品です。

・穀類では、白米より玄米、うどんよりパスタ、食パンよりライ麦パンを。白米なら半分食べて、ほかには豆腐やトマト、納豆などを食べる。

・純白の食パンは、砂糖以上に血糖を上げるといわれている。

・料理方法では、長く茹でる、すりおろす、つぶすなどの調理は、体内での吸収率を高め、血糖を上げやすくなる。パスタの茹で過ぎにも注意。

図27　食材によって変わる血糖曲線

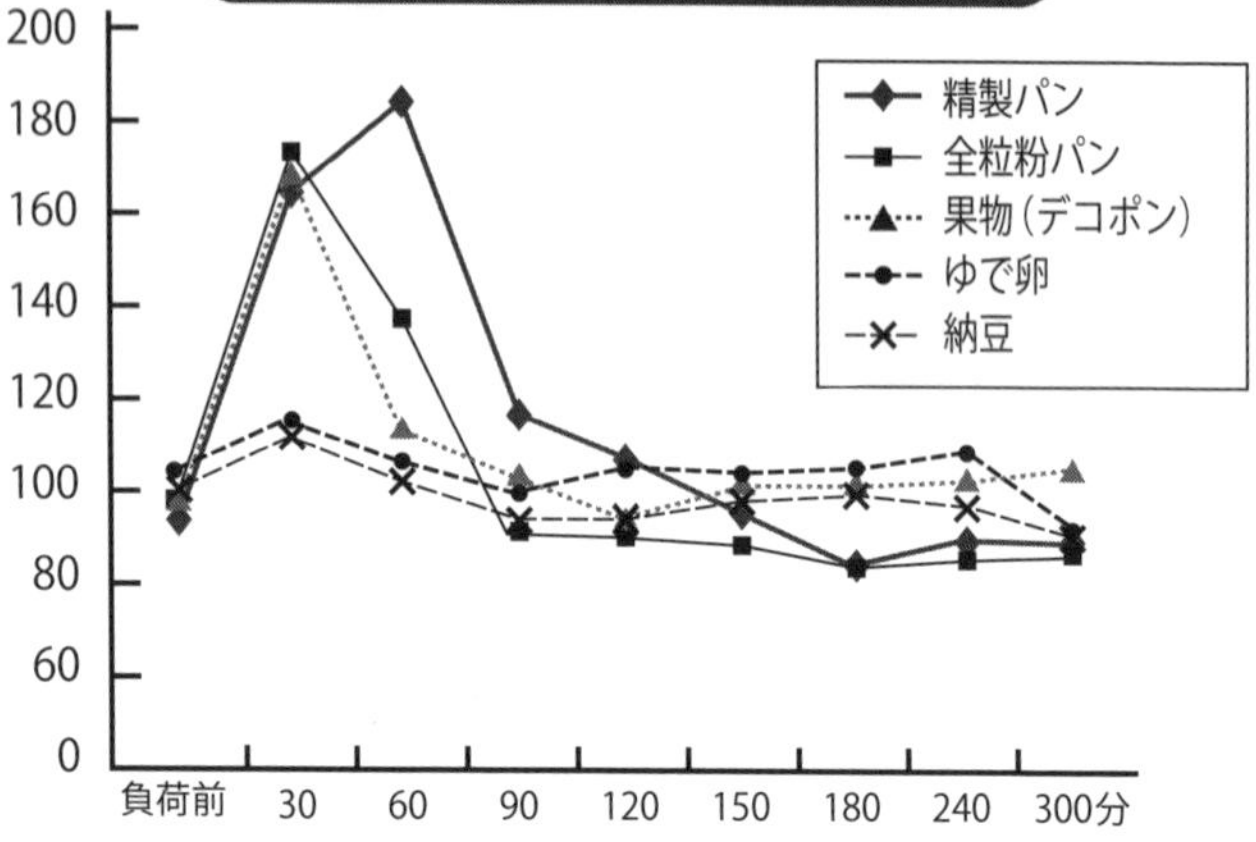

出典：『「うつ」は食べ物が原因だった！ —図解でわかる最新栄養医学』溝口徹より一部改編

・炭水化物＋食物繊維によって、消化吸収を遅くし、インスリン分泌を最低限に保てる。
・タンパク質も多く含まれている大豆はダイエットに最適。

コラム　心身症

日本心身医学会によると、心身症は「身体疾患の中で、その発症や経過に心理社会的因子が密接に関与し、器質的ないし機能的障害が認められる病態をいう。ただし神経症やうつ病などほかの精神障害に伴う身体症状は除外する」と1991年に規定されています。

すなわち、心身症とは、病名ではなく身体疾患の病態を説明するひとつの概念ということです。

そして代表的な心身症としては、消化性潰瘍、過敏性腸症候群、本態性高血圧、気管支ぜんそく、

図28 食品のGI値と血糖値上昇の関係

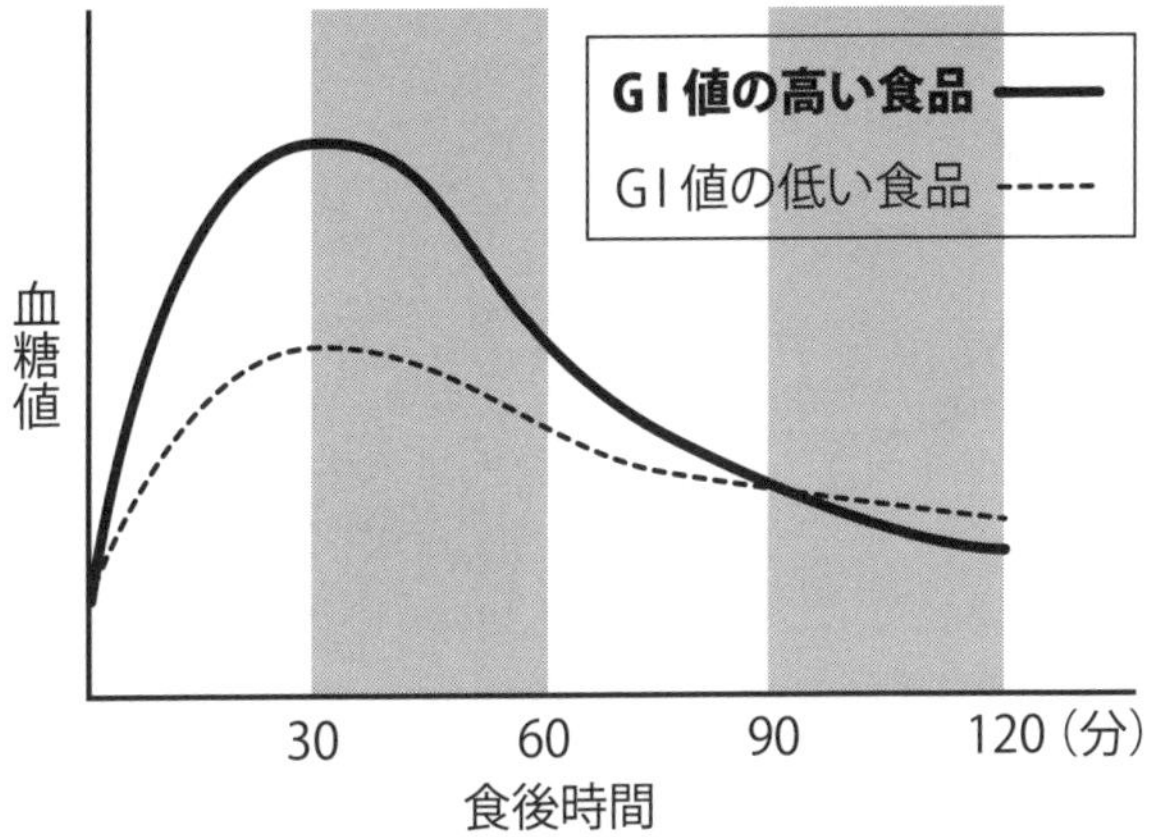

図29 おもな食品のGI値リスト

※食品100gあたり
※GI値／ブドウ糖を100とした場合の血糖上昇率
・高ＧＩ値食品GI値　**低ＧＩ値食品GI値**
[穀物・パン・麺類] 精白米81 / **玄米55** / 食パン91 / **小麦全粒粉パン50**
フランスパン93 / **ライ麦パン58** / うどん85 / **日本そば54** /パスタ（乾）65
パスタ（全粒粉）50
[野菜･芋類] じゃがいも90 /**さつまいも55** / ニンジン80 / **グリンピース45**
大豆30/ **ほうれんそう15** / **レタス23** / **アボガド27** / **葉野菜・きのこ類・アスパラ・キャベツ・セロリ・きゅうり・大根・かぶ・ピーマン・カリフラワー・ブロッコリーなど0～25**
[乳製品] アイスクリーム65 / **牛乳25** / **プレーンヨーグルト25** / **チーズ35**
[お菓子類] ドーナツ86 / **ナッツ類15～30** / ショートケーキ82 /
ブラックチョコレート22
・中ＧＩ値食品GI値　**低ＧＩ値食品GI値**
[ドリンク類] コーラ47/ **コーヒー16** / オレンジジュース（100%）42
紅茶10

図30 脳の3つの働き

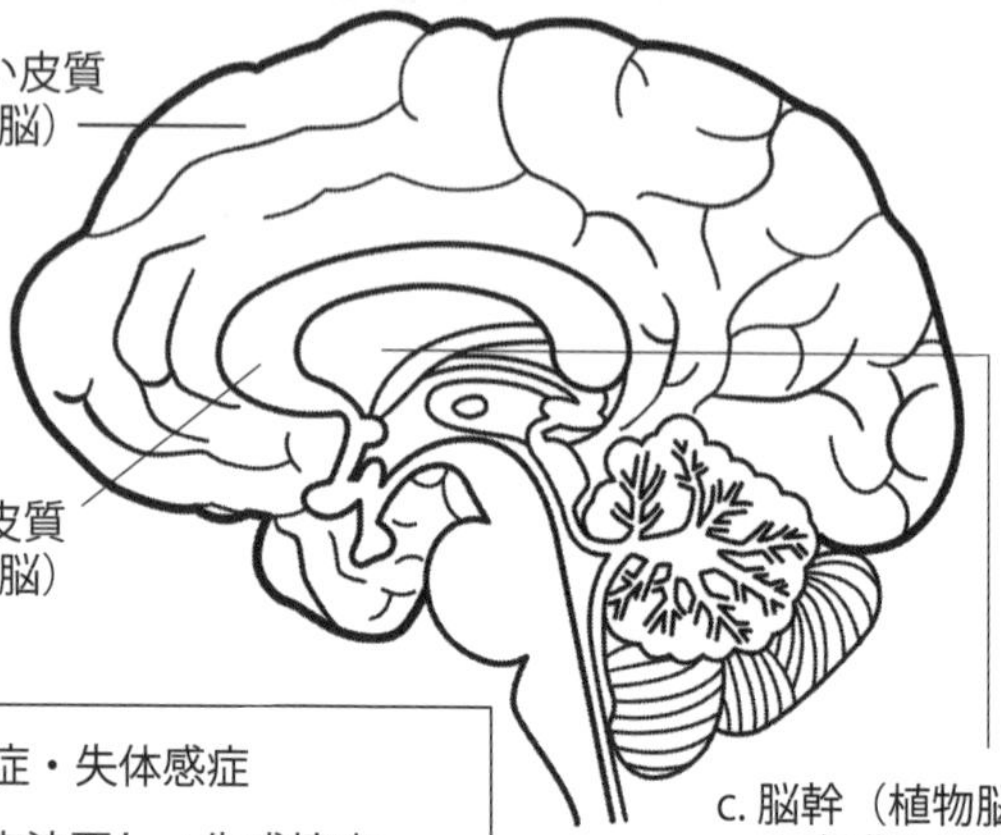

■失感情症・失体感症

aとbの交流悪し→失感情症
aとcの交流悪し→失体感症

過呼吸症候群、偏頭痛、筋緊張性頭痛、糖尿病、慢性じんましん、アトピー性皮膚炎などがあります。

心身症になりやすい人は、失感情症や失体感症の人が多いと言われています。

失感情症は、自分の内的な感情に気づくこととその表現が苦手な人で、脳生理学的には大脳辺縁系と大脳皮質との機能的な乖離と解釈されています。

失体感症はホメオスタシス維持に必要な身体に起こっている感覚に対する気づきが鈍いとされ、脳生理学的には脳幹と大脳皮質との機能的な乖離と考えられています（図30）。

例えば単純性肥満症は、視床下部の食欲中枢から起こる満腹感への気づきが鈍くなることによって起こると説明されています。

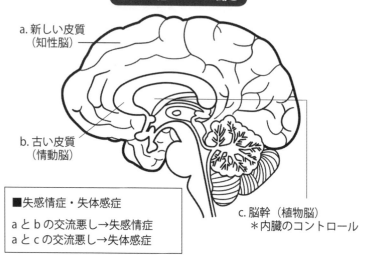

頭では悪いとわかっている生活習慣が改めにくいのも、失体感症の関与があるものと思われます。

偏食、過食などの原因になる味覚鈍麻なども失体感症の一種と考えられます。

したがって失感情症や失体感症は、心身症や生活習慣病にとって大変重要な考えと思われます。

心身症の治療は、一般に、それぞれの疾患に応じた身体医学療法に、心理療法が併用されます。補助的に向精神薬が用いられることもあります。

コラム

低血糖症―情緒不安定、うつ症状を招く

低血糖症とは、血糖値の乱高下によって、心身にさまざまな障害をきたす症状のことです。

菓子類や清涼飲料水など糖類が多いものをたくさんとる生活が続くと、膵臓が疲れてうまく機能しなくなります。そのため膵臓は必要量以上のインスリンを分泌するなどして、血糖値が下がり過ぎた状態が引き起こされてしまいます。

この状態になると、不安、めまい、疲労、気力・集中力の低下を招きます。

そこで身体は、低血糖の状態から脱しようと、副腎からアドレナリンを分泌し、体内に蓄積されている糖分を血液中に出して正常な血糖値にするよう指令を出します。このとき分泌されるアドレナリンの作用によって、身体のふるえ、発汗、動悸など不快な症状が起きるのです。

現代は乱れた食生活から低血糖症に陥っている人は増加しているといわれています。

けれども日本では、この低血糖症が医師たちの間でもあまり知られていません。そのため、効

果的な診療がされないことも多いといわれています。

●低血糖症の対策法

対策としてはまず、甘いお菓子、スナック類、ジュース類など、血糖値を上げやすい高GI食品を摂り過ぎないように注意します。

そして、繊維類の多い食物（未精製の穀類、野菜、海藻、豆類など＝低GI食品）をとることが重要です。加えて、アルコール、タバコ、コーヒーなどカフェインの多いものを過剰摂取しないように気をつけます。

コラム　鉄欠乏―うつ症状を招く

鉄不足が引き起こす体の不調といえば、まず貧血が挙げられます。ところがほかにも、肌荒れ、睡眠障害、うつ、疲労感、風邪などの症状を招くことが最近の研究でわかってきました。

肝臓・脾臓・心臓など各臓器には、内部に鉄を貯蔵できるタンパクのフェリチンが存在しています。その働きは、血液中の鉄分（血清鉄）の量を維持することにあります。そのため、フェリチンが不足しているかどうかが、鉄不足の目安になります。

鉄分が食べ物から体内に吸収されると、体の中のさまざまな場所でフェリチンが貯蔵されます。フェリチンの鉄が不足していると、肌が荒れていても新しい細胞になかなか入れ替わらなかったり、病原菌から体を守る免疫細胞の数が減ったり、脳の働きに欠かせないセロトニンやドーパミンなどの神経伝達物質が不足したりします。

貧血の原因となる物質にヘモグロビンがあり

ます。これは血液中に見られる赤血球の中に存在するタンパク質で、酸素を細胞に運搬する役割を担っています。そのため、ヘモグロビンが不足すると細胞が酸素不足に陥り、貧血を引き起こします。

ところが、ヘモグロビンの値は正常なのにフェリチン不足になってしまうこともあります。

その理由は、ヘモグロビンの鉄には酸素を運ぶという生命の維持に不可欠な役割があるためです。体内に入った鉄は、フェリチンよりもヘモグロビンに優先して回されるからです。

●鉄欠乏の対策法

対策法は、鉄を積極的に摂取することです。

ほうれん草、モロヘイヤ、ひじき、大豆製品などから、鉄（非ヘム鉄）を適量摂取します。その際、以上の食品を摂取した後にレモン、果物などを食べてビタミンCを摂ると鉄の吸収が高まります。

また、レバー、赤身肉、マグロなどの魚介類からも、鉄（ヘム鉄）を適量摂取しましょう。鉄のフライパンや鉄びんを利用するのも、鉄の摂取に有効です。

第12章

少食療法で
病気・症状が改善した症例報告

少食にするなどの生活改善で病気・症状が改善

この章では、少食療法の実践など生活改善を行って病気、症状が改善した例を紹介します。

私は初診のとき、患者さんの生活習慣や生活環境、心理状態を詳しく聞き取ります。そして、病気や症状の要因を把握し、対策を立てます。

具体的には、本書で紹介しているような、少食療法を柱とした生活改善を指導し、医院での治療として漢方薬の処方、光線療法（カーボンを利用し、太陽光に近似した光線を照射）、心理カウンセリングなどを行います。

病気の原因を知る鍵は生活習慣や生活環境にあります。

ここで紹介する患者さんの例についても、生活習慣や生活環境などにできるだけ触れています。

しかし、プライバシーに配慮しなければならないので、名前や住まいの特定につながる地名などはいっさい省いています。また、発症、病院への受診などの年度は不明にしています。

そして、各症例の最後には、病気になった要因や、それが改善した要因について総括しています。

これらの症例を読んでいただくと、なぜ病気になったか、どのように対策を講じればそれが改善していくかがわかってもらえると思います。

なお、私の医院は心療内科を主体に診療していますす。その関係でうつ状態や心に問題を抱えている人を多く取り上げています。

少食療法で、うつ病、疲労感、アトピーが改善し、精神薬がいらなくなった（39歳・女性）

今から7年前、祖母が亡くなったことをきっかけに、うつ気分、物忘れ、頭痛、疲労感などの症状が現れ、近くの精神科を受診しました。そこでうつ状態と診断され、抗うつ薬、精神安定薬などを処方されました。

通院し、薬を飲み続けましたが、さほど改善しません。そのため、2年前にはほかの神経内科を受診しましたが、薬が増えて合計9種類（精神安定薬4種類、抗うつ薬2種類、睡眠薬3種類）を服用することとなりました。それらを飲み続けたものの、症状は悪化していきます。薬の副作用が現れ、それを抑えるためにさらに薬が増えていき、さすがに本人もおかしいと思ったそうです。

それから1年後の1月に、薬を減らしたいと望んで、ある方に紹介されて私の医院を受診しました。

初診時、顔、首、腕を中心にアトピー性皮膚炎の症状が現れていました。身長160㎝、体重75㎏で、血圧は140（最高血圧）／93（最低血圧）㎜Hgと高めでした。

家庭は69歳の母と2人暮らしで、父は10年前に肝硬変で他界しています。

自宅で学習塾を開き、小・中学校の生徒計15名に英語、数学を教えています。

最近、受け持ちの生徒数を減らしましたが、疲労感、うつ状態がひどいので塾を続けられるかどうか、不安感が強いといいます。また、一部の父兄から、指導法などについていろいろと注文をつけられ、ストレスに感じているとのこと。SDS

テストを行ってもらったところ66点で、強いうつ状態にあることが確認できました。性格は元来まじめです。

ＳＤＳは、うつ病患者のうつ状態の程度を知るためのテストで、20問から成り、最低得点は20点、最高得点は80点で、点数が高いほど、うつ状態の程度が高く、通常50点以上をうつ状態の目安にします。

食生活は、和食中心ですが、油ものが多く、甘い菓子も食べます。間食にメロンパン、バナナなどをとり、過食傾向にあります。

私のクリニックを受診後、精神安定薬、抗うつ薬などの精神薬は半分の量に減らし、漢方薬の柴胡《さいこ》加《か》竜骨《りゅうこつ》牡蛎湯《ぼれいとう》と緩下剤《かんげざい》の水酸化マグネシウム（一日あたり20ml）を処方しました。

食事については、朝は青汁一杯だけ、昼と夜は和食中心にして、よく噛むように指導しました。一日の摂取カロリーは１４００ｋｃａｌで、間食は禁止です。同時に体操、30分のウォーキングを一日に２回行うように伝えました。

こうしてスタートし、２週間後には精神薬を止め、眠れないときに睡眠薬１錠を頓服するのみに薬を減らしました。

初診から２カ月後の３月には一時、薬の離脱症状と思われる手のふるえ、イライラ感などが現われましたが、うつ気分、疲労感が軽減し、元気も出てきて、調子がよくなってきました。４月には、母と１週間、海外旅行に出かけることもできました。そして５月には、仕事を今まで通り継続する自信もついてきました。

初診から９カ月後の10月、アトピーも軽減し、仕事も継続しています。ＳＤＳは52点で、うつ状態も軽減し、体重も65kgに減っています。

総括すると、この女性の場合、不適切な飲食、仕事のストレス、精神薬の副作用などが要因として重なり、うつや体調不良が起きていた可能性が強いです。それが少食療法、運動、精神薬の減量・中止などによって軽快したと思われます。

精神薬の副作用で、動きにくい、疲労感、動悸、息切れ、さらに幻聴、幻視、性格変化、記憶力低下、うつ症状（薬物性うつ）などがでることがあり注意が必要です。

なお精神薬の減薬は、リバウンドがないように状態をみながら徐々に行うことが必要です。

うつ病の治療は一般に、薬物療法や心理療法だけでは不十分であり、少食療法など生活習慣を改善することで体調をよくしていくことも大切です。

薬物中止と生活習慣改善し、慢性疲労症候群で動けない状態から脱却できた（36歳・女性）

36歳のこの女性は、徐々に疲労感が現れてきて、1年前の1月、腹痛が起きたのをきっかけに動けなくなりました。内科、婦人科を受診しましたが、異常はないといわれ、心療内科を受診。反応性うつ状態と診断され、抗うつ薬、精神安定薬など3種類の薬を処方されました。これらの薬を服用しましたが、改善しません。看護師として病院で働いていましたが、その年の2月から休職し、3カ月間ぐらい自宅で寝ていました。

その後、やや改善し、散歩程度はできるようになったものの、心身ともにスッキリしないため、2～3箇所の心療内科を受診しました。どこでも精神安定薬や抗うつ薬など精神薬の種類を変更されましたが、軽快しません。

　この間、本人は、薬でよくなるとはとても思えなかったそうです。翌年の11月、ある人に紹介されて私の医院を受診しました。

　この女性の家族は13歳の長男と11歳の長女で、3人で同居しています。夫とはこの年の5月に離婚しましたが、最近5年間は、離婚のことで心労があったそうです。

　20歳のときから看護師として約14年間、病院で忙しく働いてきました。最近特に忙しく、疲労気味とのこと。食生活は、忙しいので弁当を買って食べることが多かったといいます。弁当は油物や肉類が多かったようです。運動はしません。

　初診時、軽度のうつ状態にあるとみられました。強い疲労感は、慢性疲労症候群の様態を示していると思われました。食欲がなく、冷え性でした。ちなみに身長１４８㎝、体重44㎏、血圧は１１５／70㎜Ｈｇと異常はありません。

　そこで、食事など生活全般について指導しました。朝食はニンジンジュースとパン（未精白）一切れにハチミツをぬり食べます。昼と夕食は油物を控え、玄米ご飯茶碗1杯、おかずは豆腐、魚、野菜類をよく噛んでとるように奨め、エビオス（ビタミンB群）と漢方薬（補中益気湯《ほちゅうえっきとう》）を投与しました。運動は、体操や軽い散歩などを行うように伝えました。なお精神薬の投与はしていません。

　このように対処した結果、受診の1カ月後には疲労感が少なくなり、車の運転ができるようになり、3カ月後にはゴルフの打ちっ放しに行かれるようになりました。そして、その後も順調に回復し、5カ月後には復職することができたのです。

　この女性の場合、離婚にからむ心労や、看護師として勤めてきた長年の過労、不適切な食事（油物が多いし、過食する癖がある）などが要因で慢性疲労が出現していたと思われます。そして、精神薬は疲労感を増悪させていたようです。

慢性疲労症候群は一般に難治で、回復にも1年以上かかることが多いのですが、この女性は例外的に短期間で社会復帰できたケースといえます。

慢性疲労症候群の克服には、少食療法など生活習慣を改善し、肝臓、腎臓など内臓の働きをよくすることが重要だと思われます。

少食などの生活改善と環境調整でうつ病が軽快（30歳・女性）

30歳の未婚女性です。大学を卒業した2年後、保険会社に就職し、現在まで勤めています。

5年前の3月、会社の統廃合によって遠方に転勤になりました。仕事量が増えて忙しく、しかも上司からのプレッシャーもあり、自信を失い、落ち込むようになりました。

また、その頃、知人の紹介である男性と付き合うようになりましたが、失恋しました。結婚願望がありましたが、また一からの出直しです。年齢のことを考えると、不安になったそうです。

この頃から、うつ気分、意欲の低下、不眠、疲労感などが現れてきました。

母に私のクリニックのことを教えられ、自然療法、漢方などに興味を持ち、5年後の4月に私のクリニックへ診察に来ました。

問診をして、抑うつの尺度のSDSテストは68点で、強いうつ状態にあるとわかりました。

性格は元来、まじめ、几帳面です。生活に関しては、食事は洋食が中心で甘い物好き、野菜類の摂取が少なく、運動はあまりしないとのこと。

食事については、少食療法を行うように指導しました。朝食を抜き、朝は青汁のみで、一日の摂取カロリーは１７００ｋｃａｌ程度です。運動は、軽い体操と一日に30分ほど歩くように奨めました。クリニックでの治療は光線療法と漢方（半《はん》夏《げ》厚朴湯《こうぼくとう》など）、水酸化マグネシウムの処方です。半夏厚朴湯は、不安症状やうつ状態などに用いる代表的な漢方薬です。

このように、自然な療法を始めましたが、しばらくはうつ気分、意欲低下、疲労感などが強く、会社を休むことが多いため、6月から休職しました。治療とともに、自宅で休養し、軽い散歩と食事療法を継続しました。

すると、回復傾向が表れてきて、8月には砂浴に行ったり、講演会に参加できるようになったりしました。その後も順調に回復してきましたが、元の職場に復職する気にはなれず結局、翌年の1月に退職しました。この頃には、気持ちが楽になり、うつ状態も軽快し、不眠、食欲不振は改善。ＳＤＳテストはよくなり、52点でした。

そして、10月には婚約をしました。お見合いでした。翌年2月に結婚し、そのまた翌年には第1子を、さらにその2年後には第2子を出産。それ以降、現在に至るまで元気に過ごしています。

この患者さんのケースを考察すると、元々の執着気質（仕事熱心、凝り性など）に、ストレス（転勤に伴う環境変化と仕事量の増加、失恋）、不適切な食生活などが要因として加わり、うつ病を発症しました。それが次の要因によって軽快したと考えられます。

・環境の調整……休職、退職、休養をとる。
・生活改善……食事療法（洋食と甘い物を控える。午前中は朝食を抜いて青汁。和食中心に切り替える）。運動療法（体操、歩行）。
・治療……漢方、光線療法。
・その他……結婚、育児などで生き甲斐が得られたこと。

生活改善に加え、休職から退職して環境を調整し、心身の休養ができたことが、病気の好転にとくに奏功したと思われます。

睡眠時無呼吸で人工呼吸器を使用していたが少食療法などで不要になった（31歳・男性）

広告代理店に勤めている31歳の男性です。
20歳のときから睡眠時無呼吸があり、毎晩就寝時に人口呼吸器のCPAPを装着していました。CPAPに関しては、近くの内科医院で管理してもらっています。最近、仕事と家庭のストレスで抑うつ気分、疲労感、イライラ感が強いため、私のクリニックを受診しました。

問診と抑うつの尺度のSDSテストを行ったところ、SDSは49点で、抑うつ傾向にあります。血圧は125／80㎜Hgで正常範囲ですが、尿酸値は11・0㎎／dlと高値でした。尿酸値の正常範囲は、7・0㎎／dl以下です。ちなみに、身長は167㎝、体重は68㎏です。

普段の生活を聞き取りましたが、睡眠時間は少なく、4～5時間です。食生活は、ファストフード、菓子類など多く、大食傾向があります。清涼飲料水を一日に1500ml程度飲むといいます。この他、ビール350ml4缶を週に4回程度飲み、タバコを一日15本ぐらい吸っているとのこと。

運動に関しては、中学から大学院までハンドボール部に所属していました。数年前から総合格闘技のジムへ週2回程度通っていましたが、2カ月前より疲労感が強いためやめていました。

経歴を簡単に紹介すると、国立の大学院を卒業後に今の会社に就職し7年目。結婚しており、31歳の妻と3歳の長男の3人家族です。明るい性格で、友人がたくさんいます。

ところが前述したように、仕事と家庭でのストレスを感じるようになっていました。仕事は広告看板設置の現場監督で、夜勤もあり、勤務時間も長く、上司にきつくいわれることがあります。また家庭では、妻があまり話を聞いてくれません。

私のクリニックを受診して、9月から自宅で少食療法を行うようになりました。午前中は朝食を抜き、青汁１８０mlを飲み、昼と夜の一日2食で、一日のカロリーは１６００ｋｃａｌ程度です。

治療は、漢方薬の柴胡《さいこ》加《か》竜骨《りゅうこつ》牡蛎《ぼれい》湯《とう》（６g）、水酸化マグネシウム（一日20ml）を投与し、服用してもらいました。柴胡加竜骨牡蛎湯は、のぼせ、イライラ・緊張・不安などの症状がある場合に適用になります。また運動や温冷浴などを行うように伝えました。

本人はこれらの方法を熱心に継続しました。すると、体調も次第に改善してきて、2カ月後の11月からは人工呼吸器（ＣＰＡＰ）を時につけないですむようになりました。さらに12月からは完全につけなくてもよい状態となったのです。

翌年5月には、体重は60kgへ減り、尿酸値は7・6mg/dlまで下がりました。抑うつの尺度のＳＤＳは23点と軽快し、イライラ、抑うつ、疲労感が改善し、集中力も回復しました。タバコも吸わなくなり、仕事や家庭でのストレスも軽減し、睡眠時の無呼吸も改善しています。

この方の場合、体調不良は大食、偏食など、よくない食習慣の影響が大きかったと思われます。

それに対して、少食療法や温冷浴、各種運動療法に熱心に取り組んだ結果、体重も減少し、身体、精神的状況も改善。睡眠時無呼吸も軽快し、10年間装着した人工呼吸器（ＣＰＡＰ）からの離脱が可能となったと考えられました。

身体、精神的状況の改善により、社会的状況（仕事や家庭など）も好転したと推測されます。

睡眠時無呼吸症候群の改善には、少食にして痩せること、夜寝る前空腹気味で寝ることや、温冷浴などの西式健康法、その他の運動などを行って自律神経の働きを強めることが重要です。

少食療法などでアトピー、足のむずむず感が軽快（24歳・男性）

24歳の無職の男性です。幼少期よりアトピー性皮膚炎があり、今から10年くらい前、10歳の頃から、体が重いといって学校へ行かなくなりました。不登校です。以来、学校へあまり行っていません。また、発達障害があります。

7年ほど前の16歳の頃から、アトピーが悪化し、首、ひじ、足を中心に痒みが強くなりました。また、足のむずむず感も現れました。数箇所の皮膚科や心療内科を受診したり、鍼灸、気功、漢方、カイロなども受けたりしましたが、軽快しません。

その後も、体のかゆみとむずむず感が気になって本も読めず、家でテレビを観たりインターネットをしたりするぐらいで、昼夜逆転気味の生活を送っていました。

そういう生活に陥っていましたが、食事療法や西式健康法に興味を持つようになり、私のクリニックを受診しました。

生活について聞き取ると、食生活は、幼少期より最近まで肉類、甘い菓子類などが多く、野菜が少なかったことがわかりました。抑うつの尺度のSDSは53点で、軽度のうつ状態でした。前述したように発達障害があり、社会適応に問題があります。ちなみに、身長170cm、体重50kgです。

この男性は、受診2カ月前より、朝食抜きの一日2食にしていました。玄米や豆腐を食べるようになり、朝は青汁を飲み、水酸化マグネシウムを服用していました。また、運動については、家で1時間ぐらい、西式健康法やエアロバイク、ダンベルなどを行っていました。

私のクリニックを受診してからは、西式健康法などを継続するとともに、間食をやめ、昼夜逆転の生活を直すとともに、クリニックでは心理カウンセリングを受けました。その結果、徐々にアトピーのかゆみ、足のむずむず感、うつ状態などが改善しました。初診から1年半たった現在も経過は順調です。

前述したように、この男性は発達障害があり、社会適応に問題があります。しかし、心身の状態は改善しています。少食療法、西式健康法などを熱心に実践したことが病状の回復に功を奏していると思われます。

ちなみに、足のむずむず感は、「むずむず脚症候群」という病気によるものです。原因は不明ですが、食事や運動、生活の改善など総合的に対処することによって軽快しました。

少食療法などでめまい、冷え症、疲労感が軽快（39歳・女性）

39歳の主婦です。2年前の37歳のときに出産した後、めまい、冷え症、疲労感などの症状が現れるようになり、しかも風邪をひきやすくなりました。近くの耳鼻科医院を受診し、自律神経失調症といわれ、薬を処方されました。服用したところ、一時軽快しましたが、その後再発しました。

それでも治療を続けましたが、症状は変わりません。西洋薬では治らないと思い、2年経った4月に私の医院を訪れました。

身長164㎝、体重49㎏で、血圧は120／70㎜Hgと異常はありません。

検査を行うと、ヘモグロビン（HB）が10・0g／dl、ヘマトクリット（HT）が30・8％、血清鉄（Fe）が19μg／dlで、いずれも標準より低く、鉄欠乏性貧血でした。

生活状態を聞くと、甘い物、菓子、パン、麺類が好きで、野菜類が少なく、運動をする習慣はありませんでした。家族は、40歳の夫と2歳の長男の3人です。

治療は、漢方薬の当帰芍薬散《とうきしゃくやくさん》（一日に6g）、水酸化マグネシウム（一日に20ml）、鉄剤を投与しました。当帰芍薬散は、女性向けの漢方薬で、虚弱体質で冷え性や貧血の傾向があり、疲れやすい場合に用います。水酸化マグネシウムは2カ月、鉄剤は1カ月、それぞれ服用してもらうことにしました。併せて、食事や運動など、生活を変えるように指導しました。

早速、この女性は生活改善を実践しました。食事は朝食抜きの一日2食の少食療法（1700k

cal程度）にして、間食をやめ、朝は青汁（市販のものを180ml）を飲み、昼食、夕食は玄米半合、豆腐半丁、煮野菜、小魚などを食べます。また、歩行のほか西式健康法の温冷浴や裸療法などを行いました。

すると、徐々に症状は軽快していきました。しかし、外食が続くと症状が悪化していました。時に状態が悪くなることもありましたが、初診から1年3カ月後には、疲労感、めまい、冷え症など改善し、風邪もひきにくくなりました。ヘモグロビンは11・9g／dl、ヘマトクリット37・0％、血清鉄63μg／dlで、いずれも数値がよくなり、貧血も改善。以前は疲労感などがあって働けなかったが、それがこの月からドラッグストアに勤務するようになりました。

この女性のケースを検討すると、出産後に食生活が乱れ、運動不足もあり、冷え症、めまいなどさまざまな体調不良の症状が現れました。

それらの症状が、少食療法や温冷浴、裸療法、歩行などの運動で血行が改善し回復したと考えられます。漢方薬の服用や、鉄欠乏性貧血が改善したことも、それらの症状の改善に有効であったと思われます。

冷え症を克服するには、適切な食生活、運動、睡眠などで血行をよくすることが重要です。

自然療法でぜんそくの発作が起こらなくなり、ステロイドも不要になった（50歳・女性）

現在50歳のこの女性は、今から約10年前の6月、40歳のとき、呼吸困難の発作に襲われ、市大病院に2カ月間入院しました。その後、毎年1回、

6~8月ごろに、重症の発作が現れ、そのたびに1カ月程度入院を繰り返しました。ステロイド薬などを内服し、医師に副腎不全状態、重症気管支ぜんそくといわれていました。

ステロイド薬、抗アレルギー薬など服用していましたが、3年前、薬を減らしたいと希望して私の医院を受診しました。

初診時、発作時に息がとまるのではないかという不安をかかえ、呼吸困難の発作を訴えていました。気管支ぜんそくのほか、不安・うつ状態にあり、イライラ、うつ気分を訴えていました。SDSテストは58点でうつ状態でした。肺に喘鳴《ぜんめい》（ぜいぜい、ひゅーひゅーという呼吸音で、ぜんそくの人にみられる）があります。

生活などを聞き取ると、発症する2年前、父親の会社が倒産し、しかも夫と離別しました。3人の子どもを抱え、ストレスがかかり、疲れもたまっていました。最近、仕事も休みがちで、家事も満足にできないといいます。

食事は、油っぽい洋風が中心です。エステティシャンとして仕事をしていましたが、病気のために辞めていました。ちなみに、身長155㎝、体重49kgです。

私のクリニックを受診後、朝は青汁（180ml）だけの2食の少食療法（1700kcal程度）にして、徐々に運動（体操、ストレッチ、歩行など）や温冷浴を行うようになりました。また、すまし汁断食（一日断食）を月1回程度行います。その他、漢方療法（柴朴湯《さいぼくとう》など）を行いました。

このような療法を継続したところ、その後徐々にぜんそくの発作回数が減少していき、ステロイド剤の量を減らすことができました。さらにその後、ステロイド剤の使用を完全にやめることができました。

私の医院を受診後2年が過ぎましたが、その間、ぜんそくで軽い喘鳴はありますが入院することはありませんでした。現在では、不安、うつも軽快し、再就職することもできました。

この患者さんの例を考察すると、現代医療に少食療法、運動、温冷浴、漢方などを併用した結果、気管支ぜんそく、うつ状態ともに軽快しています。

一般的に、気管支ぜんそくなどのアレルギー疾患の改善には、少食療法などを行い、宿便を排除し腸をきれいにすることが大切です。また運動、温冷浴などで交感神経を緊張させると、軽快しやすいといえます。

一方、暖衣飽食、安静、運動不足などで副交感神経優位となると、発作が起きやすくなります。

ステロイド剤、ぜんそく薬などは対症療法であるので、できるだけ使用を減らしたほうがよいでしょう。

少食療法と歩行に加え、血圧は高めでよいと請け合い、高血圧のコントロールが良好に（84歳・女性）

この女性は高血圧の病歴は長く、およそ54年前の30歳の頃から、医師に血圧が高いといわれていたそうです。20年前、64歳の頃に甲田医院を受診し、西式甲田療法を始め、一時は生菜食も行いました。

少食療法で血圧が良好にコントロールされていましたが、3年前、甲田医院の閉鎖に伴い、住まいの近くの医院を受診。3種類の降圧剤を処方され、服用するようになりました。薬の服用を続けて3年後の6月、降圧剤をやめたいといって私の医院へ診察に来ました。

初診時、身長148㎝、体重38㎏とやせ型でしたが、血圧は200／80㎜Hgでした。ほかに、不整脈の一種の上室性期外収縮と、頸動脈に軽度の動脈硬化がありました。耳鳴りも訴えていました。過去には、25歳のときに脊椎カリエスを患い、37歳のときに子宮筋腫の手術をしています。

生活歴を聞き取ると、以前、朝食抜きの2食青汁、玄米、豆腐、煮物などを中心に食べていましたが、甲田医院が閉院になってから、食生活は乱れがちになりました。間食も多く、カステラ、饅頭などを食べたりしています。また最近、運動不足でもあったといいます。初診時、血圧が高かったため、降圧剤のタナトリル1錠と漢方薬の牛車《ごしゃ》腎気丸《じんきがん》を処方し、「血圧は少々高くてもよいです」と請け合いました。

併せて、食生活について、甘いものをやめ、朝食抜きの少食療法を行うように奨めました。朝はニンジンジュースだけです。昼食と夕食は玄米、豆腐、煮物などが中心で、一日のカロリーは1200kcal程度です。毛管運動や足首上下（ポンプ）運動、金魚運動、歩行なども行うように伝えました。

これらの方法を忠実に実行されましたが、その後、漢方薬のみで血圧は安定するようになり、降圧剤は不要になりました。血圧は130／70㎜Hg程度です。

初診から5カ月たった11月の時点でも血圧は安定しており、本人も安心しています。

経過を振り返ってみると、この女性は血圧に対して大変神経質で、高血圧のために脳卒中を起こすとの強い不安感を持っていました。高血圧の患者さんに対しては、医師の側は、患者さんが血圧で一喜一憂しないよう、「少々高めでも大丈夫です」と請け合い、不安を和らげることが大切です。

この女性の場合も、血圧について安心し、少食療法や西式の運動、歩行などの運動療法を再開したことが血圧の安定に有効でした。

少食療法で腹部手術後の不定愁訴が改善（54歳・男性）

この男性は、今から8年前の46歳のとき、結腸憩室穿孔で腹膜炎を引き起こし、ある総合病院で手術しました。3カ月後の2月に仕事（市役所勤務）に復職しましたが、その年の12月に腹壁のヘルニアの手術をしました。

その頃より、体調が特に悪くなり、吐き気、腹痛、全身倦怠感、冷え、不眠などが現れ、しばしば欠勤するようになりました。そしてその後、数年間で3～5カ月の休職を3回くり返しました。

2年前の52歳の5月、父が亡くなりましたが、1週間の忌引き後も体調不良が続くため、6月に私の医院に診察を受けに来ました。

初診時、吐き気、腹痛、全身倦怠感、冷え、不眠などがあり、出勤も困難な状態で会社を休んでいました。血圧は135／93㎜Hgでした。身長は171㎝で、体重は83㎏で、かなり太っていました。

家族は妻と長女、長男の4人です。生活に関しては、食事は偏食していないものの、スナック菓子、おかき、甘い物などを間食や夜食する傾向があり、過食気味です。運動をする習慣はありません。ストレスに関しては、職場は忙しいし、上司に嫌な人がいるとのことで、それぞれストレスになっています。性格は几帳面で、責任感は強いが、過度に人の言動が気になる面があります。

そこで、少食療法、運動療法など生活習慣の改善を行うよう伝え、同時に心理カウンセリングを行い、気持ちの切りかえ方を指導しました。少食療法は、朝食抜きの一日2食（半日断食）で、一日のカロリーは1700kcal程度です。また、月1回程度、一日断食（すまし汁断食）を行います。その他、西式の運動や温冷浴、足首上下（ポンプ）運動、歩行療法などを実践します。

以上の方法を継続したところ、次第に体調が改善してきました。初診から1年半後の1月頃より、吐き気、腹痛、全身倦怠感、冷え、不眠も軽快し、その2カ月後の3月頃からは欠勤することもなく、通常の勤務ができるようになりました。

薬も服用するのは漢方薬（六君子湯《りっくんしとう》）程度で、睡眠薬、精神安定薬はやめることができました。体重は68kgに減り、血圧は125／88㎜Hg程度です。

この男性の症例を考察すると、一般に開腹手術で内臓の一部を切除すると、免疫力が低下し、さまざまの体調不良を起こしやすいものです。この男性の場合、結腸の一部を切除しています。それに加えて、食習慣の乱れ、運動不足や心理的ストレスなどが加わり、体調不良や不定愁訴が現れ、出社困難に陥っていたと思われました。

それに対して、少食療法、運動療法や心理カウンセリングなどによって気持ちが楽になったことなどにより、体調も改善し、出社もできるまでに快復したものと思われました。

長期断食療法により、パニック障害とうつ病が改善し職場復帰できた（52歳・男性）

今から11年前の41歳のとき、パニック発作が起きるようになりました。電車に乗ると突然、動悸、息苦しさ、不安感などに襲われます。精神科を受診し、治療を受けましたが、完治するには至りませんでした。

それから9年後の7月、パニック発作のほか、不眠、うつ気分、疲労感なども出現したため、大学病院の心療内科を受診。3週間入院し、薬物療法、心理療法などを受けたものの、改善しないため、休職しました。退院後は自宅近くの心療内科を受診し、抗うつ薬（ジェイゾロフト25㎎／4錠）などを投与されていました。

翌年の7月、父の奨めもあって、食事療法や西式健康法などで治そうと、私の医院を受診しました。初診時、血圧は130／80㎜Hgで、身長は183㎝、体重は89㎏と肥満があります。

この男性は、大学卒業後、総合病院でケースワーカーとして13年間勤務し、その後、老人ホームの管理職として20年間仕事を続けてきました。家族は、妻と長男、離婚した長女と孫の5人です。

初診時、不眠、うつ気分、意欲低下、疲労感、パニック発作を訴えていました。うつ尺度のSDSは50点で軽度のうつ状態を表していました。性格は大雑把で、意志は弱いほうです。

生活を聞き取ると、午前2～5時に就寝し、昼に2時間程度また寝るなど、睡眠も不規則です。運動はせず、家ではテレビを観ることなどが多いとのこと。食事は、和食中心ですが、油ものが多いし、甘い菓子もよく食べるようです。また、タバコを一日30本吸い、ビール500ml缶を1本、コーヒーを3杯、一日に飲みます。

受診後は、朝食抜きの少食療法（半日断食）を行うようになりました。朝は青汁180ml合のみで、一日の摂取カロリーは1700kcal程度です。西式健康法を実践します。

薬に関しては不安感が強いため、今まで半分の量の抗うつ剤を服用してもらうことにしました。

以上のように対処したところ、1カ月後にはパニック発作は消失し、うつ状態はやや軽快しましたが、復職できるまでには回復しません。また、自宅で食事療法、運動療法などが十分できないため、福岡県久留米市にある愛康内科（西式健康法を実施している病院）に入院して治療をするように奨めました。

私の医院を初めて受診した翌年の3〜4月にかけて、愛康内科に45日間入院して治療し、そのうち28日間は寒天断食を実施。完全に薬を断ち、徹底した食事療法と西式健康法を実践しました。

退院後の5月2日に私の医院を受診しましたが、このとき、不眠、うつ状態、疲労感などは改善していました。うつ尺度のSDSも26点で、抑うつ気分もなく、薬は不要になりました。

その後、6月から、職場への週3日のリハビリ勤務を経て、9月より完全復帰することができました。休職期間は約2年でした。

現在は、朝夕30分ずつの西式健康法の運動療法や朝食抜きの一日2食、1600kcal程度の少食療法などを実践し体調も良好です。

10年前に発症したパニック障害は、私の医院の外来での少食療法、西式健康法、運動療法の指導により改善しましたが、うつ状態は続き復職までには至りませんでした。

一般的に、長期の断食は危険性もあり、病気の治療に必要がない場合が多いですが、この患者さんのような難治例には奏功することがあると考えられます。また家庭で生活改善が十分できない場合、入院などで環境を変えることも有用です。


肥満症、脂肪肝、高脂血症が短期間の少食療法で改善（47歳・女性）

47歳の女性です。6年前の41歳のとき、健診で肝障害、高脂血症の指摘を受けました。

それから5年後の1月、健診を受けた結果は、γ‐GTP110mg／dl、総コレステロール234mg／dlで、どちらも基準値より高い数値でした。

その2カ月後の3月下旬に、ある人に紹介されて私の医院に診察にみえました。肥満症、脂肪肝、高脂血症で、背中の痛みも訴えていました。

血圧は140／80㎜Hgでした。身長158㎝、体重75kgで、肥満の尺度のBMIは30です。相当太っていました。

家族は会社員の夫と、娘の3人です。仕事を持っていて、病院で清掃をしています。

食生活や運動については、あまり配慮をしていません。食事は、脂っこいもの、肉や魚を多く摂取しています。パン食も多く、過食しがちです。また、夜食にお菓子、果物などをよく食べるし、日中も午前10時、午後3時頃に間食でお菓子を食べています。運動についても、仕事と家事以外、身体を動かすことはほとんどしません。

そこで、体重を落とし、体調をよくするために次のようなことを行うように伝えました。

食事は、朝は青汁だけで、昼食と夕食の2食の少食療法にします。一日1600kcal程度です。油物を控え、和食中心とし、よく噛んで食べます。そして、間食、夜食はやめます。運動は、朝、夕の2回、30分程度歩きます。

彼女はこれら生活改善をよく守って実行しました。その結果、7月には体重は63kgに、11月には53kgに減少しました。体調もよくなり、背中の痛みも軽減しました。

その後、空腹感を訴え、時に食べ過ぎたり、間食をしたりするようになりました。

初診から1年後の3月現在、体重は一時より少し増加しましたが、それでも58kgです。BMI 23・2で、標準体重を保っています。総コレステロール220mg／dl、γ-GTP38mg／dlで、いずれも正常範囲であり、脂肪肝、高脂血症とも改善し、体調も良好となっています。

減量には適切な食事、運動のどちらも大切です。一般に、極端な少食にするとリバウンドしやすいので、一日1200〜1600kcal程度の栄養バランスのよい食事を継続するほうがよいでしょう。

引用・参考文献

本書の執筆にあたり多数の文献を参考にさせてもらいました。ここにはその内の主要な文献を章ごとに挙げました。章をまたがって参考にしている文献は、おもに参考にした章に掲載しました。この中には現在絶版になっている文献も含まれています。

第1・2・3章

1 中川雅嗣『難病治療のキメ手』光和堂、1957年
2 甲田光雄『少食の実行で世界は救われる』三五館、2006年
3 甲田光雄・監修、中西玄道・編集『ほんとうの健康法』少食健康生活サポートセンターさくら
4 水野南北・著、玉井礼一郎・訳『食は運命を左右する』たまいろぼ出版、1997年
5 吹野治『地域住民における生活習慣、心理的特性および生化学・免疫機能に関する研究』日本心療内科学会誌、2003年
6 久保千春『生活習慣病の予防・治療に役立つ心身医学』ライフ・サイエンス、2001年
7 馬淵通夫『綜合医学への道』地湧社、1983年
8 日本綜合医学会日本型食育推進委員会・編集『食と健康の自然法則』日本綜合医学会、2007年

9 杉尾敏明『少食健康法―甲田療法のエッセンス』創元社、1983年
10 甲田光雄、赤池キョウコ『マンガでわかる西式甲田療法』マキノ出版、2008年
11 西勝造『西医学健康原理実践宝典』西会本部、1950年
12 甲田光雄『健康養生法のコツがわかる本』三五館、2006年
13 甲田光雄・監修、少食健康生活サポートセンターさくら・編著『断食博士の「西式健康法」入門』三五館、2007年
14 甲田光雄『甲田式健康道　決定版』マキノ出版、2007年
15 甲田光雄『奇跡が起こる半日断食』マキノ出版、2001年
16 森美智代『断食の教科書』キラジェンヌ、2015年
17 渡邊昌・監修『医師たちが認めた「玄米」のエビデンス』キラジェンヌ、2015年
18 山口康三『ほんとうは治る防げる目の病気』農文協、2005年
19 日本肥満学会肥満症診療のてびき編集委員会『肥満・肥満症の指導マニュアル』医歯薬出版、1997年
20 飯島貫実『仏教ヨーガ入門』日貿出版社、1973年
21 飯島貫実『ヨーガ革命①肉体篇』日貿出版社、1976年

第4章

22 西式健康法西会本部『西式健康法入門』平河出版社、1993年
23 西万二郎『足首トントン健康法』メタモル出版、2008年
24 原崎勇次『医者いらず自強法』徳間書房、1973年

第5章

25 宇都宮光明『太陽を浴びれば、医者はいらない』ワニブックス、2010年
26 有田秀穂『脳からストレスを消す技術』サンマーク出版、2008年
27 有田秀穂『朝の5分間　脳内セロトニン・トレーニング』かんき出版、2005年

第6章

28 厚生労働省『健康づくりのための睡眠指針2014』
29 西原克成『6つの生活習慣でガン・難病を治す』ビジネス社、2008年
30 竹内均『頭をよくする私の方法』三笠書房、1987年

第7章

31 河野友信、吾郷晋浩、石川俊雄、永田頌史・編集『ストレス診療ハンドブック　第2版』メディカル・サイエンス・インターナショナル、2003年
32 池見酉次郎『肚・もう一つの脳―究極の身心健康法』潮文社、1998年
33 寺田清一・編集『森信三先生講述　性根の入った子にする〝極秘伝〟立腰教育入門』1981年

34 五木寛之『なるだけ医者に頼らず生きるために私が実践している100の習慣』中経出版、2013年
35 岡田一好『血液健康法―病気の因を断つ』経済界、1978年
36 山下一郎『私は治病に奇跡を見た』たま出版、1983年

第8章

37 加藤正明、保崎秀夫、笠原嘉、宮本忠雄、小此木啓吾他・編集『精神医学事典 新版』弘文堂、1993年
38 大原健士郎『こころを楽にする生き方―森田正馬の哲学』講談社、1997年
39 大原健士郎・監修、森田正馬・著『森田式「こころ」の強化法 自信がつく!』三笠書房、2001年
40 高島博・原著、戸田義雄・監訳『実存心身医学入門』丸善、1981年
41 高島博『柔らかい脳・硬い脳』祥伝社、1985年
42 五木寛之『他力』講談社、1998年
43 安保徹、ひろさちや『病気をよせつけない生き方』ぶんか社、2008年
44 伊丹仁朗『笑いの健康学』三省堂、1999年
45 昇幹夫『笑って長生き』大月書店、2006年

第9章

46渡辺雄二『これなら食べてよし！』メタモル出版、２０１２年
47渡辺雄二『コンビニで買ってはいけない食品　買ってもいい食品』大和書房、２０１０年
48安部司『なにを食べたらいいの？』新潮社、２００９年
49西川榮郎、阿部一理『放射能汚染元年』コスモトゥーワン、２０１１年
50児玉孝『週刊現代「患者よ、クスリを捨てなさい」』講談社、２０１４年4月5日号
51安保徹『「薬をやめる」と病気は治る』マキノ出版、２００４年
52石原結實『医療が日本を殺す！』講談社、２０１３年
53柳田邦男『壊れる日本人　ケータイ・ネット依存症への告別』新潮社、２００５年
54樋口進・監修『ネット依存症のことがよくわかる本』講談社、２０１３年

第10章

55『Encarta　総合大百科２００７』マイクロソフト、２００７年
56永田勝太郎・編著『体質・症状・病気で選ぶ　漢方薬の手引き』小学館、１９９５年
57築田多吉『家庭に於ける実際的看護の秘訣　増補新訂版』研数広文館、１９７９年
58大杉幸毅『指で癒す血液循環療法入門』たにぐち書店、２００６年
59日本東洋医学会学術教育委員会・編集『入門漢方医学』南江堂、２００２年

第11章
60 上島国利・監修『これならわかる！　精神医学』ナツメ社、2011年
61 貝谷久宣・監修『よくわかる薬いらずのメンタルケア』主婦の友社、2011年
62 甲田光雄『心身症治療のコツ―慢性疲労症候群も治る』光雲社、1992年
63 東茂由・著、甲田光雄・監修『最強の健康術』河出書房新社、2007年
64 江部康二『ドクター江部のアトピー学校① 心と体編』東洋経済新報社、2005年
65 江部康二『ドクター江部のアトピー学校②　スキンケアと食生活編』東洋経済新報社、2005年
66 進藤義晴、進藤幸恵『これが本当の「冷えとり」の手引書』PHP研究所、2011年
67 安保徹、石原結實『体を温め免疫力を高めれば、病気は治る！』宝島社、2006年
68 山本晴義、曽田紀子『働く人のメンタルヘルス教室』新興医学出版社、2009年
69 柏崎良子、稲田浩、小川万紀子・指導、監修『食べて治すうつ症状』学習研究社、2004年
70 溝口徹『「うつ」は食べ物が原因だった―図解でわかる最新栄養医学』青春出版社、2011年
71 大沢博『その食事では悪くなる』三五館、1999年
72 長岡由憲『食養療法―食べて治すアトピー、糖尿病、自律神経失調症』PHP、1998年
73 日野厚『慢性病の食養法』緑書房、1990年

おわりに

本書は、患者さんや一般の人の健康管理に役立つテキストとして、3年前より執筆にとりかかりました。土曜日や日曜日など診療などのない時間を利用し作業をしました。当初1年ぐらいで書きあげるつもりが、いろいろな用件が入ったり、思うように筆が進まなかったりで、とうとう3年間を要することとなりました。それでもどうにか出版にこぎつけたことには、一仕事出来たという安堵感があります。おおよそ私がお伝えしたいことを盛り込めたのではないかと感じています。

ストレスが多く心身とも病む人が増えている現代において、私がいろいろな領域で経験したことや学習したことが、少しでも皆さんのお役に立てればと考え、浅学を顧みず本書を今回出版した次第です。

最後に、本書の作成にはいろいろな方々の援助、協力を受けました。患者さんをはじめ、多くの諸先輩、同僚、職場の方、家族など数えきれません。これらすべての方々に心より感謝します。出版、編集に際しては東茂由氏、現代書林の松島一樹氏にお世話になりました。厚く御礼申し上げます。

２０１６年12月

吹野　治

薬《くすり》いらずの少食療法《しょうしょくりょうほう》

2017年1月20日　初版第1刷

著　者 ―――――――――― 吹野《ふきの》　治《おさむ》
発行者 ―――――――――― 坂本桂一
発行所 ―――――――――― 現代書林
〒162-0053　東京都新宿区原町3-61　桂ビル
TEL／代表　03(3205)8384
振替 00140-7-42905
http://www.gendaishorin.co.jp/
デザイン ――――――――― 小山弘子
カバーイラスト ――――― 井形壽子
本文イラスト ―――――― 雲坂紘巳

印刷・製本　㈱シナノパブリッシングプレス
落丁、乱丁本はお取り替えいたします。
定価はカバーに表示してあります。

ISBN978-4-7745-1608-0 C0047